Marfan Hilfe (Deutschland) e.V. ▌ (Hrsg.)

Marfan-Syndrom

Marfan Hilfe (Deutschland) e.V. (Hrsg.)

Marfan-Syndrom

Ein Ratgeber für Patienten, Angehörige und Betreuende

Mit 32 Abbildungen und 4 Tabellen

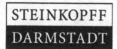

STEINKOPFF
DARMSTADT

Marfan Hilfe (Deutschland) e.V.
Postfach 0145
23691 Eutin

Vereinsregister Stuttgart VR 5059

ISBN-10   3-7985-1565-4 Steinkopff Verlag, Darmstadt

ISBN-13   978-3-7985-1565-9 Steinkopff Verlag, Darmstadt

Bibliografische Information der Deutschen Nationalbibliothek
Die Deutsche Nationalbibliothek verzeichnet diese Publikation in der
Deutschen Nationalbibliografie; detaillierte bibliografische Daten sind im Internet
über http://dnb.d-nb.de abrufbar.

Steinkopff Verlag Darmstadt
ein Unternehmen von Springer Science+Business Media

www.steinkopff.springer.de

© Steinkopff Verlag Darmstadt 2007
  Printed in Germany

Redaktion: Dr. Annette Gasser   Herstellung: Klemens Schwind
Umschlaggestaltung: Erich Kirchner, Heidelberg
Satz: K+V Fotosatz GmbH, Beerfelden

SPIN 11557029   85/7231-5 4 3 2 1 0 – Gedruckt auf säurefreiem Papier

Wir widmen diesen Ratgeber unserem
Ehrenmitglied WOLFGANG P. CRUMMENAUER,
der kurz vor der Vollendung dieses Buches
verstorben ist.

Geleitwort

Als einer der deutschen „Väter" des chirurgischen Eingreifens bei den so gefürchteten aortalen Komplikationen der Marfan-Erkrankung möchte ich den Leser zu einer ebenso informativen wie spannenden Reise durch die Welt dieses Syndroms einladen. Erkennung und Akutbehandlung der so vielgestaltigen Erkrankung sind hierzulande nur verzögert in Gang gekommen. Auch hat es lange an einer durchgehenden Betreuung der Betroffenen gefehlt. Umso mehr ist zu begrüßen, dass heute Diagnostik und Therapie des Syndroms auch bei uns internationales Niveau erreicht haben und dass zudem mit der Marfan Hilfe (Deutschland) e.V. eine verlässliche Anlaufstelle für auf Behandlung Harrende wie für bereits Behandelte besteht. Deren aufklärende Tätigkeit verhilft zu besserem Verständnis der Erkrankung und zur Verhütung irreversibler Komplikationen. Sie fördert damit eine angemessene Lebensführung der Betroffenen und somit Sicherheit im und Freude am täglichen Dasein.

Trotz der geschilderten Fortschritte gibt es noch viel zu tun, denn noch immer treten unerwartete Todesfälle oder lebensbedrohliche Komplikationen mit unvertretbar hohem Operationsrisiko auf, weil die Therapie nicht rechtzeitig einsetzen konnte. Was erforderlich wäre, ist die flächendeckende Aufklärung aller Betroffenen. Indem ich der Marfan Hilfe (Deutschland) e.V. zu ihrer bisherigen Leistung aufrichtig gratuliere, wünsche ich ihr, dass sie ihre hoch gesteckten Ziele in naher Zukunft erreichen möge. Zweifellos wird dieser, von ausgewiesenen Experten bestrittene, umfangreiche Ratgeber hierzu maßgeblich beitragen.

HANS G. BORST

Bis 1996 Direktor der Klinik
für Thorax-, Herz- und Gefäßchirurgie
der Medizinischen Hochschule Hannover

Vorwort

Die Marfan Hilfe (Deutschland) e.V. wurde im Jahr 1991 als Selbst-
hilfeverein gegründet. Die Initiative dazu wurde von betroffenen
Menschen und Familienangehörigen aufgebracht. Aus eigenem An-
trieb, mit Unternehmensgeist und Entschlusskraft wurde das Ziel
verfolgt, die Situation der Marfan-Betroffenen zu verbessern. Der
Schwerpunkt lag und liegt auf der Zusammenarbeit zwischen Medi-
zinern, Wissenschaftlern und den Mitgliedern der Selbsthilfe. Ganz
besonders ist der gegenseitige Nutzen hervorzuheben, der heute
diese Zusammenarbeit prägt.

Zum Zeitpunkt der Gründung der Marfan Hilfe (Deutschland)
e.V. gab es in Deutschland kein patientengerechtes Informationsmaterial und keine allgemein bekannte Anlaufstelle für Betroffene.
Wie schwer die gesetzten Ziele der Selbsthilfegemeinschaft in den
ersten Jahren zu erreichen waren, ist angesichts der Entwicklung in
den vergangenen 5 Jahren nur noch Wenigen im Bewusstsein. Aus
der Notwendigkeit heraus, daß sich Patienten organisieren, ist im
Laufe der Zeit eine Kraft geworden, deren Leistung von allen Beteiligten sehr geschätzt wird.

Bei der Information, Beratung und Betreuung sowie im direkten
Kontakt mit den professionellen Kräften hat sich die Marfan Hilfe
(Deutschland) e.V. eine große Kompetenz erarbeitet. Dies spiegelt
unter anderem die Besetzung unseres medizinisch-wissenschaftli-
chen Beirats, aber auch die Teilnahme an Kongressen, dem Deutschen Marfantag oder die Herausgabe gemeinsamer Publikationen
wider. Bei den Firmen *St. Jude Medical GmbH* und *Human Optics
Deutschland GmbH & Co. KG* bedanken wir uns für die freundliche
Unterstützung zur Realisierung dieses Buches.

An dieser Stelle möchte ich mit großer Hochachtung auf die Leistungen unseres Ehrenvorsitzenden Herrn Prof. Dr. Dr. med. Wolfgang Steinhilber eingehen. Mit großem Engagement und unermüdlichem Einsatz hat er die Marfan Hilfe (Deutschland) e.V. viele Jahre als Vorsitzender geführt und sie, gemeinsam mit vielen anderen Aktiven, zu einer hoch angesehenen Selbsthilfeorganisation geformt. Sein starker Charakter, seine Ideen und Visionen, aber auch seine fachliche Kompetenz und seine vielfältigen Kontakte in Politik und Medizin haben die Marfan Hilfe (Deutschland) e.V. zu einer sehr starken, aktiven Selbsthilfeorganisation werden lassen.

Das Marfan-Syndrom zählt zu den seltenen Erkrankungen. Gerade deshalb war die Entscheidung zur Gründung einer Selbsthilfeorganisation besonders wichtig und notwendig, da den Marfan-Betroffenen im Gesundheitswesen nicht immer die erforderliche Aufmerksamkeit zuteil wird. Zum einen sind es die Besonderheiten, die vielfältigen, differenzierten Ausprägungen der einzelnen Symptome, zum anderen aber auch die Besonderheiten im Erscheinungsbild der Betroffenen, die zum Kontakt mit der Marfan Hilfe (Deutschland) e.V. führen.

Für Menschen mit Marfan-Syndrom ist es wichtig, die Krankheit zu akzeptieren, sich den Beeinträchtigungen, die sie mit sich bringt, aber auch den damit verbundenen Herausforderungen zu stellen. Daraus erwächst ein gestärktes Selbstbewusstsein. Nicht die Einschätzung „ich könnte, aber ich darf nicht" sollte den Lebensweg prägen, sondern das Bewusstsein, daß Besonderheit und Ausnahme durchaus attraktive, interessante und erfolgreiche Persönlichkeitsentwicklungen begünstigen. Das Marfan-Syndrom schließt Lebensqualität nicht grundsätzlich aus. Hier ist die Kreativität jedes einzelnen Marfan-Betroffenen gefordert, seine individuellen Möglichkeiten zu suchen, aber auch zu nutzen. Haben Sie den Mut und tun Sie den ersten Schritt. Rat und Hilfe bei der Bewältigung der vielfältigen Probleme im Umgang mit dem Marfan-Syndrom sind die Fundamente, die Ihnen durch dieses Buch vermittelt werden sollen.

WOLFGANG P. CRUMMENAUER (†)
Ehrenmitglied der Marfan Hilfe (Deutschland) e.V.

Inhaltsverzeichnis

Autorenverzeichnis

Dr. med. KLAUS KALLENBACH
Medizinische Hochschule Hannover
Thorax-, Herz- u. Gefäßchirurgie
Carl-Neuberg-Str. 1
30625 Hannover

Prof. Dr. med. MATTHIAS KARCK
Medizinische Hochschule Hannover
Thorax-, Herz- u. Gefäßchirurgie
Carl-Neuberg-Str. 1
30625 Hannover

Prof. Dr. med. BERND KIRCHHOF
Abteilung für Netzhaut-
und Glaskörperchirurgie
Zentrum für Augenheilkunde
Joseph-Stelzmann-Straße 9
50931 Köln

Dr. med. FRIEDRICH KNÖFLER
Klinikum Uckermark GmbH
Orthopädie
Auguststraße 23
16303 Schwedt/Oder

Prof. Dr. med. HANS-REINHARD KOCH
Hochkreuz-Augenklinik
Godesberger Allee 90
53175 Bonn

PD Dr. med. YSKERT VON KODOLITSCH
Universitäres Herzzentrum gGmbH
(UHZ)
Klinik und Poliklinik für Kardiologie/
Angiologie
Medizinische Klinik III
Martinistraße 52
20246 Hamburg

Dr. med. PETER KREUZ
Department Orthopädie
und Traumatologie
Universitätsklinikum Freiburg
Hugstetter Straße 55
79106 Freiburg

Dr. med. SVEN CHRISTIAN KULUS
Hochkreuz-Augenklinik
Godesberger Allee 90
53175 Bonn

DIRK MAIER-LENZ
Department Orthopädie
und Traumatologie
Universitätsklinikum Freiburg
Hugstetter Straße 55
79106 Freiburg

Dr. med. LUITGARD NEUMANN
Institut für Humangenetik
Universitätsklinikum Charité
Humboldt-Universität zu Berlin
Augustenburger Platz 1
13353 Berlin

Dr. med. HARALD PRÜSS
Charité – Universitätsmedizin Berlin
Experimentelle Neurologie
und Klinik und Poliklinik
für Neurologie
Schumannstr. 20/21
10117 Berlin

Prof. Dr. rer. nat. DIETER P. REINHARDT
Faculty of Medicine, Department
of Anatomy and Cell Biology
and Faculty of Dentistry
McGill University
3640 University Street, Room 1/14
Montreal, Quebec H3A 2B2
Canada

Dr. med. PETER RIEGER
Klinikum Uckermark GmbH
Orthopädie
Auguststraße 23
16303 Schwedt/Oder

Dr. med. PETER N. ROBINSON
Institut für Medizinische Genetik
Universitätsklinikum Charité
Humboldt-Universität
Augustenburger Platz 1
13353 Berlin

Dr. med. MEIKE RYBCYNSKI
Universitäres Herzzentrum gGmbH
(UHZ)
Klinik und Poliklinik für Kardiologie/
Angiologie
Medizinische Klinik III
Martinistraße 52
20246 Hamburg

Prof. Dr. med. Dr. h.c.
VOLKER SCHUMPELICK
Direktor der Chirurgischen Klinik
und Poliklinik
Universitätsklinikum der RWTH Aachen
Pauwelsstraße 30
52074 Aachen

Dr. med. ROBERT SCHWAB
Bundeswehrzentralkrankenhaus Koblenz
Abteilung für Allgemein-, Viszeral-
und Thoraxchirurgie
Rübenacher Str. 170
56072 Koblenz

Dr. med. LUDWIG SCHWERING
Department Orthopädie
und Traumatologie
Universitätsklinikum Freiburg
Hugstetter Straße 55
79106 Freiburg

Prof. Dr. Dr. med.
WOLFGANG STEINHILBER
Marfan Hilfe (Deutschland) e.V.
Postfach 0145
23691 Eutin

MARINA VOGLER
Marfan Hilfe (Deutschland) e.V.
Postfach 0145
23691 Eutin

Dank gilt den ehrenamtlich tätigen Mitarbeitern der Marfan Hilfe (Deutschland) e.V.: Christiane Ulbrich und Achim Urban für Kritik, Fotografie und viele gute Ideen, Ulrike und Rainer Süß für Korrekturlesen und insbesondere für das Zusammenstellen des Glossars sowie Timo Vogler für sprachliche Gestaltung.

1 Marfan-Syndrom: gestern – heute – morgen

M. Vogler

Das Marfan-Syndrom ist eine von mehr als 7000 bisher entdeckten seltenen, genetisch bedingten Krankheiten. Als selten betrachtet man in Europa solche Krankheiten, die mit einer Häufigkeit von höchstens 1:2000 auftreten. Beim Marfan-Syndrom vermutet man eine Häufigkeit von mindestens 1:10000. In Deutschland leben mehr als 8000 betroffene Menschen, in der Schweiz sind es ca. 750 und in Österreich ca. 800 Betroffene. Wenn man der Statistik folgt, wäre weltweit mit einer Anzahl von über 600000 Marfan-Betroffenen zu rechnen.

Die Seltenheit der Erkrankung mag der Grund sein, warum sich ihre Erforschung über einen so langen Zeitraum hingezogen hat. Am 28. Februar 1896 beschrieb der französische Kinderarzt Professor A. Marfan anlässlich eines Vortrags in Paris die skelettalen Besonderheiten der fünfeinhalbjährigen Gabrielle. Es gilt als die Erstbeschreibung des Marfan-Syndroms und gab damit der Krankheit ihren Namen, obwohl es in der medizinischen Literatur auch schon frühere Hinweise auf das Marfan-Syndrom gibt.

Im Laufe der Jahre wurden zusätzlich die Symptome an den Augen (1914), die dominante Vererblichkeit (1931) und schließlich die lebensgefährdenden Veränderungen des Herz- und Gefäßsystems (1943) beschrieben. Eine grundlegende Beschreibung des Marfan-Syndroms verfasste Professor Victor A. McKusick 1956 in seinem Werk „Heritable Disorders of Connective Tissue" (Erbliche Erkrankungen des Bindegewebes). Verändertes Bindegewebe, welches fast überall im Körper vorkommen kann, ist eine Erklärung für viele Symptome des Marfan-Syndroms. Hier wurde schon früh die Ursache der Krankheit vermutet.

Einen Durchbruch in den therapeutischen Möglichkeiten bedeutete die Idee eines sog. „composite graft" durch Professor Hugh

Bentall (1968): Eine künstliche Herzklappe wurde mit einer Gefäß-prothese verbunden und implantiert. Dieses Verfahren entwickelte sich zur Standardmethode bei entsprechenden Herzoperationen, was zur Folge hatte, dass diese bei Patienten mit Marfan-Syndrom seit dem Ende der 70er Jahre viel erfolgreicher verliefen als zuvor. Zusätzlich verbesserten sich die Möglichkeiten der Diagnostik durch die Einführung von Ultraschalluntersuchungen an Herz und Gefäßen.

Die Lebenserwartung eines Menschen mit Marfan-Syndrom steigerte sich laut Studien zwischen 1972 und 1995 um 25%. Zum Teil ist diese positive Entwicklung auf die verbesserten therapeutischen Möglichkeiten zurückzuführen; allerdings wird die Statistik auch durch die häufigere Identifizierung von leichter betroffenen Patienten beeinflusst, die in der ersten Studie 1972 keine Berücksichtigung finden konnten.

Eine neue Ära in der Erforschung des Marfan-Syndroms begann Ende der 80er Jahre, als das Protein Fibrillin als *der* Bestandteil des Bindegewebes erkannt wurde, der auslösend für die Symptome des Marfan-Syndroms ist. Wenig später wurde das entsprechende Gen gefunden, und man versucht seitdem einen Zusammenhang zwischen den vielfältigen individuellen Mutationen innerhalb dieses sehr großen Gens und den Symptomen des Marfan-Syndroms herzustellen.

Die Ausprägungen der Erkrankung sind vielfältig und manchmal auch innerhalb einer Familie sehr individuell. Wenn wir vom Marfan-Syndrom sprechen, dann ist das kein einheitliches Erscheinungsbild einer Krankheit, sondern bedeutet eine große Bandbreite an unterschiedlich starken Symptomen und individuellen Ausprägungen bei jedem Betroffenen. Neben den klassischen Formen des Marfan-Syndroms, die schon bei einer Blickdiagnose verdächtig erscheinen, gibt es extreme Formen wie z. B. das sog. „neonatale (das Neugeborene betreffende) Marfan-Syndrom", aber auch sehr milde Formen. Bei Letzteren muss das gesamte Repertoire der klinischen Diagnostik genutzt werden, um eine Gefährdung der Person feststellen oder im günstigsten Fall ausschließen zu können. In einer sehr unbefriedigenden Situation leben diejenigen, für die es keine definitive Diagnose gibt und bei denen sich lediglich der Verdacht auf Marfan-Syndrom jahrelang durch die Arztbriefe zieht. Hier sind die Ärzte der Spezialambulanzen gefragt, um Abhilfe zu schaffen.

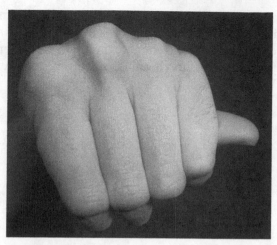

Abb. 1. Steinberg-Zeichen: Der in die Handfläche gelegte Daumen ist so lang, dass das letzte Daumenglied vollständig aus der Faust herausragt

Ein Hilfsmittel bei der Diagnostik des Marfan-Syndroms bildeten die auf skelettale Besonderheiten begründeten Zeichen von Steinberg 1966 (Abb. 1) und Walker/Murdoch 1972 (Abbildung auf dem Buchdeckel). Eine systematische Erfassung der Diagnosekriterien erfolgte durch die Berlin-Nosologie 1986, die 1996 durch die Gent-Nosologie abgelöst wurde.

Die Versorgung der Marfan-Patienten in Deutschland und der Schweiz verbesserte sich Ende der 90er Jahre entscheidend, als sich das Konzept der interdisziplinären Betreuung der Betroffenen durchsetzte. Damit verbunden waren für die Patienten zwar oftmals weite Wege zu den Spezialambulanzen, andererseits entfiel für viele die aufreibende Odyssee durch die Arztpraxen. Die Zusammenarbeit über medizinische Fachrichtungen hinaus erleichterte die Diagnostik und verringerte in vielen Fällen die Verunsicherung der Betroffenen. Durch das erhöhte Interesse der Wissenschaftler und ein entsprechendes Patientenaufkommen waren verschiedene Studien über Operationstechniken und Medikamenteneinsatz beim Marfan-Syndrom möglich, die das Leben der Betroffenen positiv beeinflusst haben.

Die Fortschritte in der Arbeit der Genetiker geben immer wieder neue Einblicke in das Krankheitsbild, so dass man Licht am Horizont vermuten könnte. Auch wenn die Hoffnung auf Heilung noch in weiter Ferne liegt, ist es sehr oft möglich, mit dem Marfan-Syndrom eine gute Lebensqualität zu erreichen. Viele der Patienten führen trotz Einschränkungen ein aktives und zufriedenstellendes Leben.

2 Vererbung

L. Neumann, P. N. Robinson

Das Marfan-Syndrom beruht auf einem Defekt der Mikrofibrillen (s. Kap. 6) des Bindegewebes und führt zu einer Schwäche elastischer Fasern. Mutationen in dem Gen für Fibrillin-1 (*FBN1*) (s. Kap. 6) verursachen das Marfan-Syndrom. Die Symptome manifestieren sich in erster Linie im Bereich der 3 Organsysteme Skelett (Lang-Schmal-Gliedrigkeit, „Spinnenfingrigkeit", Thoraxdeformitäten, verkrümmte Wirbelsäule), Herzkreislaufsystem (Aortenaneurysma, Mitralklappeninsuffizienz, s. Anhang) und Auge (hochgradige Kurzsichtigkeit, Verlagerung der Augenlinse). Die klinischen Manifestationen und die Differenzialdiagnose (Unterscheidung und Abgrenzung einander ähnlicher Krankheitsbilder) des Marfan-Syndroms werden in anderen Kapiteln behandelt. In diesem Kapitel geht es uns darum, die Vererbung und die Wiederholungswahrscheinlichkeit des Marfan-Syndroms zu beschreiben.

▌ Autosomal dominanter Erbgang

Das Marfan-Syndrom folgt einem autosomal dominanten Erbgang. Der Begriff „autosomal dominant" bedeutet, dass ein autosomales (nicht geschlechtsgebundenes) Chromosom beteiligt ist. Die 23 Chromosomenpaare des Menschen bestehen aus 22 Paaren Autosomen (d. h. Chromosomen 1 bis 22) sowie zwei Geschlechtschromosomen (Abb. 2). „Dominant" heißt, dass eine Mutation (genetische Veränderung) in einem Gen auf einem der zwei Chromosomen eines Chromosomenpaars zur Krankheit führt, obwohl das Gen auf dem anderen Chromosom normal ist. Im Gegensatz dazu spricht man von der autosomal rezessiven Vererbung, wenn beide Exemplare eines Gens eine Mutation haben müssen, um zur klinischen Krankheit zu führen.

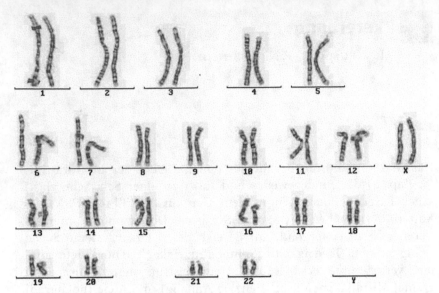

Abb. 2. Ein Karyogramm (Chromosomendarstellung) zeigt einen normalen weiblichen Chromosomensatz: 46,XX. Autosomal bedeutet, dass die Erbanlage, die das Merkmal verursacht, nicht auf einem Geschlechtschromosom, sondern auf einem anderen Chromosom der übrigen 22 Chromosomenpaare (Autosomen) liegt. Das Fibrillin-1-Gen liegt auf Chromosom 15. Übrigens sind die das Marfan-Syndrom verursachenden Mutationen, die in der Regel lediglich nur ein Nukleotid („Buchstabe des genetischen Kodes") betreffen, mit der Chromosomenanalyse nicht sichtbar.

Typisch für die autosomal dominante Vererbung ist es, dass mehrere Generationen in einer Familie betroffen sein können; im Durchschnitt gleich viele Männer wie Frauen. Auch kann eine Vater-zu-Sohn-Vererbung stattfinden. Abbildung 3 zeigt einen für die autosomal dominante Vererbung typischen Stammbaum.

▊ Weitergabe bei autosomal dominantem Erbgang

Die Wahrscheinlichkeit, dass ein betroffener Elternteil die Fibrillin-Mutation vererbt, beträgt 50%, unabhängig vom Geschlecht und der Geschwisterreihenfolge. Es sei angemerkt, dass die Wiederholungswahrscheinlichkeit nur im statistischen Sinne gültig ist. Inner-

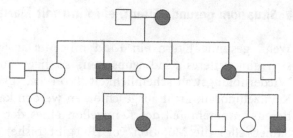

Abb. 3. Ein typischer Stammbaum bei autosomal dominanter Vererbung. Männer werden als Quadrate, Frauen als Kreise dargestellt. Die roten Symbole geben an, dass die Person betroffen ist

halb einer Familie kann es auch dazu kommen, dass alle Kinder die Mutation erben oder keine Kinder die Mutation erben. Kinder, die die Mutation nicht geerbt haben, können die klinische Störung an ihre eigenen Kinder auch nicht weitervererben.

█ Schweregrad der Ausprägung des Marfan-Syndroms

Der Schweregrad der Ausprägung des Marfan-Syndroms ist auch innerhalb einer Familie sehr variabel. Es ist möglich, dass Kinder bereits als Neugeborene auffallen; häufiger ist allerdings die Ausprägung der Symptome im späten Kindesalter bis hin zur Pubertät.

█ Neuentstehung des Marfan-Syndroms in einer Familie

Das Marfan-Syndrom entsteht in 25% durch eine Neumutation. Von einer Neumutation spricht man dann, wenn bei gesunden Eltern zum ersten Mal in einer Familie eine Mutation auftritt, wobei beide Elternteile das defekte Gen nicht haben. Von den ca. 30 000 Genen des Menschen, die auf den Chromosomen verankert sind, verändert sich dann allein dieses. Die Neumutation betrifft allein eine einzige Keimzelle, so dass in der Regel kein erhöhtes Risiko für weitere betroffene Kinder besteht.

▌ Situation: gesunde Eltern, ein Kind mit Marfan-Syndrom

Wenn gesunde Eltern ein Kind mit Marfan-Syndrom haben und sich ein weiteres Kind wünschen, so liegt nur eine geringfügige Wiederholungswahrscheinlichkeit (von ca. 1%) vor, da ein sog. Keimzellmosaik nicht ausgeschlossen werden kann. Bei diesem liegt bereits in einem Teil der Keimzellen eines der Elternteile (Ei- bzw. Samenzelle) die Mutation vor. Es gibt bisher nur wenige Einzelberichte, entsprechend derer 2 Kinder gesunder Eltern ein Marfan-Syndrom hatten. Die Kinder trugen jeweils beide dieselbe Mutation im Fibrillin-1-Gen.

▌ Kinder von Eltern, die beide ein Marfan-Syndrom haben

Wenn eine Frau und ein Mann mit jeweils gesichertem Marfan-Syndrom sich ein Kind wünschen, entstehen statistisch gesehen zu 25% gesunde Kinder, zu 50% Kinder mit Marfan-Syndrom die ebenso wie die Eltern 1 defektes Gen tragen. Zu 25% trägt das Kind 2 Genanlagen eines Marfan-Syndroms und erkrankt damit schwer (das klinische Erscheinungsbild dieses seltenen Syndroms ähnelt dem des schwerwiegenden neonatalen Marfan-Syndroms).

3 Diagnosekriterien

P. N. ROBINSON

▌ Klinische Strategien für die Diagnosestellung bei Verdacht auf Marfan-Syndrom

Der erste und wichtigste Schritt in der Betreuung einer Person mit Verdacht auf Marfan-Syndrom ist die korrekte und frühzeitige Diagnosestellung. Die heute gebräuchlichen diagnostischen Kriterien für das Marfan-Syndrom, die sog. Gent-Nosologie, wurden in der belgischen Stadt Gent[1] entwickelt und 1996 veröffentlicht.

Es ist nicht immer einfach zu entscheiden, ob eine Person vom Marfan-Syndrom betroffen ist oder nicht. Nach wie vor steht uns trotz wesentlicher Fortschritte bei der molekularen Mutationsanalyse kein 100% sensitiver (verlässlicher) Labortest zur Verfügung, mit dem man die Diagnose des Marfan-Syndroms einwandfrei nachweisen oder ausschließen könnte. Viele Merkmale des Marfan-Syndroms kommen auch isoliert in der Allgemeinbevölkerung vor, wie z. B. Skoliose (seitliche Verbiegung der Wirbelsäule) oder Mitralklappenprolaps (Mitralklappe, die sich in den linken Vorhof vorwölbt). Fast alle Merkmale des Marfan-Syndroms entwickeln sich altersabhängig, so dass die Diagnosestellung bei Kindern mit einigen wenigen mit dem Marfan-Syndrom verbundenen Merkmalen besonders schwierig ist und unter Umständen wiederholte Untersuchungen über Jahre erfordern kann.

Die Gent-Nosologie ist in erster Linie ein Werkzeug, das Ärzten helfen will, bei den oben beschriebenen diagnostischen Schwierigkeiten zurechtzukommen. Es ist unerlässlich, die Diagnose eines Marfan-Syndroms bei betroffenen Personen so früh wie möglich zu

---

[1] Die korrekte Schreibweise der Stadt Gent im Deutschen und im Flämischen ist ohne „h". Im Englischen wird die Stadt „Ghent" geschrieben.

stellen, damit entsprechende klinische Maßnahmen, wie z.B. Beta-blockertherapie oder eine Überwachung der aufsteigenden Aorta mittels Echokardiographie oder Magnetresonanztomographie (MRT), erfolgen können. Auf der anderen Seite muss klinische Überdiagnose mit unerwünschten Folgen für Versicherung, Lebensführung u.ä. unbedingt vermieden werden.

Die Gent-Nosologie stellt insbesondere zwei Fragen in den Mittelpunkt der diagnostischen Überlegungen:

▌ Ist eine Kombination von Symptomen in mehreren Organsystemen vorhanden (insbesondere Skelett, Augen und Herzkreislaufsystem)?

▌ Wie spezifisch (richtungweisend) sind die vorhandenen Symptome? Die Gewichtung nach Spezifizität ist sehr wichtig, weil viele der häufig beim Marfan-Syndrom vorkommenden Merkmale auch in der Allgemeinbevölkerung nicht selten sind und daher für sich genommen die Diagnose eines Marfan-Syndroms nicht rechtfertigen. Zum Beispiel ist eine Erweiterung der aufsteigenden Aorta ein spezifisches Zeichen, weil sie bei Personen ohne Marfan-Syndrom eher selten ist, auf der anderen Seite ist die Skoliose unspezifisch, weil sie in der Allgemeinbevölkerung sehr häufig vorkommt.

Es ist eine typische Erfahrung in Spezialsprechstunden für erbliche Bindegewebsstörungen, dass nur etwa die Hälfte der mit Verdacht auf Marfan-Syndrom überwiesenen Patienten tatsächlich ein Marfan-Syndrom haben. In vielen Fällen schöpfen Hausärzte oder die Betroffenen selber aufgrund des Vorhandenseins eines oder einiger mit dem Marfan-Syndrom verbundenen Merkmale einen Verdacht auf diese Störung.

Im Allgemeinen erfordert die diagnostische Einschätzung mindestens folgende Schritte:

▌ eine eingehende körperliche Untersuchung und Erhebung der Familien- und Eigenanamnese,

▌ eine augenärztliche Untersuchung mit Spaltlampenuntersuchung,

▌ eine kardiovaskuläre Evaluierung einschließlich Echokardiographie.

Optimalerweise erfolgen diese Untersuchungen bei einem Arzt, der bereits Erfahrungen mit dem Marfan-Syndrom und verwandten Störungen des Bindegewebes hat.

▎ Die „Gent"-diagnostischen Kriterien für das Marfan-Syndrom

Die Diagnose Marfan-Syndrom kann gestellt werden, wenn:
1. Hauptkriterien in 2 Organsystemen (Tabelle 1) vorhanden sind und ein 3. Organsystem beteiligt ist; oder
2. eine *FBN1*-Mutation (s. Kap. 6) nachgewiesen wird, welche bei einem anderen Patienten mit einem eindeutigen Marfan-Syndrom assoziiert ist. Dann muss ein Hauptkriterium vorhanden und ein weiteres Organsystem beteiligt sein; oder
3. ein Verwandter des Betroffenen ein Marfan-Syndrom nach Punkt 1 aufweist, dann muss außerdem ein Hauptkriterium vorhanden und ein weiteres Organsystem beteiligt sein. Der Verwandte muss mindestens 1 Hauptkriterium aufweisen.

▎ Die richtige Anwendung der Gent-Nosologie

Die Gent-Nosologie hilft Ärzten bei der Entscheidung, ob ein Marfan-Syndrom oder eine verwandte Störung vorliegt. Die Richtlinien der Nosologie sind insbesondere bei solchen Personen hilfreich, die kein Marfan-Syndrom haben, aber etwa aufgrund ihres Aussehens zum Ausschluss eines Marfan-Syndroms in eine Spezialsprechstunde überwiesen werden.

Wichtig ist zu betonen, dass Nichterfüllung der Kriterien der Gent-Nosologie das Vorliegen eines Marfan-Syndroms *nicht* ausschließt. Die Kriterien der Gent-Nosologie können bei Kindern nicht streng angewendet werden (insbesondere nicht, um die Diagnose auszuschließen). Schwierigkeiten bei der Diagnosestellung bei Kindern kommen in erster Linie vom altersabhängigen Auftreten der meisten klinischen Symptome des Marfan-Syndroms. Die hohe klinische Variabilität des Marfan-Syndroms bedeutet, dass ein Kind mehr oder weniger schwer betroffen sein kann als andere erkrankte Verwandte. Im Durchschnitt treten die Symptome des Marfan-Syn-

Tabelle 1. Gent-Nosologie: diagnostische Kriterien für das Marfan-Syndrom

---

Skelettsystem

Ein Hauptkriterium ist bei Vorhandensein von mindestens 4 der folgenden Merkmalen gegeben:

▮ Kielbrust
▮ Trichterbrust (operationspflichtig)
▮ Herabgesetztes Verhältnis von Oberlänge zu Unterlänge (unter 0,85) oder Verhältnis von Armspanne zu Körperlänge größer als 1,05
▮ Positives Handgelenk- und Daumenzeichen
▮ Skoliose (mit Cobb-Winkel größer als 20°) oder Wirbelgleiten
▮ Eingeschränkte Extension der Ellenbogen (weniger als 170°)
▮ Mediale Verschiebung des medialen Knöchels mit resultierendem Plattfuß (d.h. Senkspreizplattfüße)
▮ Protrusio acetabuli (s. Anhang) (röntgenologisch gesichert)

Eine Beteiligung des Skelettsystems ist dann gegeben, wenn zwei der oben aufgeführten Merkmale oder eines dieser Merkmale und mindestens zwei der folgenden Nebenkriterien vorhanden sind:

▮ Mäßig ausgeprägte Trichterbrust
▮ Gelenküberbeweglichkeit
▮ Hoher, schmaler („gotischer") Gaumen mit Staffelstellung der Zähne
▮ Typisches Aussehen: schmaler Schädel (Dolichozephalie), Unterentwicklung der Wangenknochen (Malarhypoplasie), eingefallene Augen (Enophthalmus), Unterkieferrücklage (Retrognathie), antimongoloide Lidachse

---

Augen

Ein Hauptkriterium ist bei einseitiger oder doppelseitiger Verschiebung der Linse (Ectopia lentis) gegeben

Eine Beteiligung der Augen ist ferner gegeben bei Vorhandensein von mindestens 2 der folgenden Merkmale:

▮ Abnormal flache Hornhaut (Nachweis durch Keratometrie, Hornhautmessung)
▮ Vergrößerte axiale Länge des Augapfels (sonographisch gemessen)
▮ Hypoplastische Iris oder hyperplastischer Musculus ciliaris (Ziliarmuskel) mit eingeschränkter Fähigkeit zur Verengung der Pupille

Tabelle 1 (Fortsetzung)

Herz- und Gefäßsystem

Ein Hauptkriterium ist gegeben bei:

∎ Dilatation (Erweiterung) der aufsteigenden Aorta (Aorta ascendens) mit oder ohne Aorteninsuffizienz. Die Dilatation muss mindestens den Bereich der Sinus valsalvae betreffen oder

∎ Dissektion (Aufspaltung) der aufsteigenden Aorta

Für die Beteiligung des Herzens muss mindestens eines der folgenden Merkmale zutreffen:

∎ Mitralklappenprolaps (Vorfall) mit oder ohne Mitralinsuffizienz (Blutrückfluss)

∎ Ausweitung der Lungen-Hauptschlagader ohne gleichzeitige Pulmonalklappenstenose (Verengung) oder periphere Pulmonalstenose oder einen anderen Grund, unterhalb der Altersgrenze von 40 Jahren

∎ Verkalkung des Mitralannulus unterhalb der Altersgrenze von 40 Jahren

∎ Erweiterung (Dilatation) oder Aufspaltung (Dissektion) der absteigenden Brust- oder Bauchaorta unterhalb der Altersgrenze von 50 Jahren

Lungen

Eine Beteiligung der Lungen ist bei spontan auftretendem Pneumothorax (Zusammenfallen der Lunge) oder bei Blasenbildung in den Lungenspitzen (apikale Blebs) vorhanden. Es gibt kein Hauptkriterium der Lungen

Haut und subkutanes Gewebe

Für die Beteiligung der Haut muss mindestens eines der folgenden Merkmale zutreffen:

∎ Dehnungsstreifen der Haut (Striae atrophicae) ohne gleichzeitig merkbare Gewichtsveränderungen oder Schwangerschaft

∎ Rezidivierende Hernien (Eingeweidebrüche) oder Inzisionshernien

Dura (Hirn- und Rückenmarkhaut)

Lumbosakrale Duralektasie (Vorfall der Dura im Bereich von Kreuzbein und Steißbein) stellt ein Hauptkriterium dar. Der Nachweis erfolgt durch CT oder MRT

Genetik und Familienvorgeschichte

Ein Hauptkriterium ist gegeben, wenn mindestens einer der folgenden Punkte erfüllt ist:

∎ Ein Verwandter 1. Grades, der unabhängig vom Betroffenen diese Kriterien erfüllt; oder

∎ der Nachweis einer *FBN1*-Mutation, die bekanntermaßen das Marfan-Syndrom verursachen kann; oder

∎ der Nachweis eines in der Familie des Patienten an das Marfan-Syndrom gekoppelten Haplotyps

droms im Pubertätsalter zum ersten Mal auf (z. B. Aortenwurzeler-weiterung oder schwere Skoliose). Es ist jedoch wichtig zu betonen, dass die Erstmanifestation von nahezu allen Symptomen des Mar-fan-Syndroms in jedem Alter möglich ist, vom Neugeborenenalter bis weit ins Erwachsenenalter hinein. Es ist nicht ungewöhnlich, dass ein Kind im Schulalter zunächst durch z. B. Ectopia lentis auf-fällig wird, um dann im Laufe der Jahre weitere typische Symptome zu entwickeln. Daher sind in einigen Fällen Verlaufskontrollen auch über mehrere Jahre für die korrekte Diagnosestellung uner-lässlich.

In den letzten Jahren wird über immer mehr Patienten berichtet, die eine Mutation im „Marfan-Gen" *FBN1* haben, jedoch die Krite-rien der Gent-Nosologie nicht erfüllen (z. B. weil nur Komplikatio-nen der Aorta vorliegen, ohne dass Ectopia lentis oder typische skelettale Merkmale des Marfan-Syndroms vorhanden sind). In die-sen Fällen spricht man korrekt von einer „Typ-1-Fibrillinopathie", sozusagen von einer Variante des Marfan-Syndroms. Wichtig ist vielleicht weniger, ob man die Diagnose „Marfan-Syndrom" oder „Typ-1-Fibrillinopathie" stellt, sondern dass Ärzte sich über die ho-he Variabilität bei Marfan-Syndrom und verwandten Störungen be-wusst sind.

Die wichtige klinische Frage ist daher, ob ein Marfan-Syndrom oder eine verwandte Störung vorliegt – und wenn ja, welche klini-schen Maßnahmen ergriffen werden müssen, um Komplikationen im Herzkreislaufsystem und in anderen Organen zu vermeiden. Die Gent-Nosologie ist das wichtigste klinische Werkzeug dazu. Sie muss mit klinischer Erfahrung und im Kontext der individuellen Situation angewendet werden.

Kapitel 4 „Genetische Tests" und Kap. 5 „Differenzialdiagnosen" bieten weitere für die Diagnosestellung wichtige Informationen.

4 Genetische Tests

P. N. Robinson

Mutationen im Gen für Fibrillin-1, *FBN1* (s. Kap. 6), wurden bei Personen mit Marfan-Syndrom 1991 entdeckt. Seither wurden Mutationen im Gen für Fibrillin-2, *FBN2*, bei Personen mit Beals-Hecht-Syndrom sowie Mutationen in dem Gen für TGFβ-Rezeptor 1 und 2, *TFFBR1* und *TGFBR2*, bei Personen mit Loeys-Dietz-Syndrom (das verschiedene Ähnlichkeiten mit dem Marfan-Syndrom aufweist, s. Kap. 5) beschrieben. Für Betroffene stellt sich manchmal die Frage, ob eine Mutationsanalyse sinnvoll ist und welcher Nutzen daraus gezogen werden kann. Solche Fragen sollten individuell im Rahmen einer genetischen Beratung besprochen werden. Die folgenden Abschnitte versuchen in einem allgemeinen Rahmen einige wesentliche Aspekte der Mutationsanalyse und deren klinischer Bedeutung zu erläutern.

▌ Wie wird die molekulare Mutationsanalyse durchgeführt?

Es gibt verschiedene Verfahren zum Mutationsnachweis in der Molekulargenetik. Träger der Gene innerhalb der Zelle ist die DNA (Desoxyribonukleinsäure). Die als „Vorlage" dienende DNA wird in RNA (Ribonukleinsäure) umgeschrieben. Erst dann erfolgt die „Übersetzung" in Protein. Protein-kodierende Gene (Gene, die die Information für die Struktur eines Proteins besitzen) haben meist eine zerstückelte Struktur: Sie bestehen aus sog. *Exons* und *Introns*. Exons sind Genabschnitte, die genetische Information enthalten, Introns dagegen haben keinen direkten Einfluss auf die Aminosäurensequenz des kodierten Proteins. Vor der Übersetzung der Gene in Protein werden die „nicht nötigen" Introns durch eine spezielle zelleigene Modifizierung (Spleißen) der RNA entfernt. Erst dann entsteht eine reife mRNA (Messenger- oder Boten-Ribonukleinsäure) aus einer Kette von Exons, die zusammen für ein Protein kodieren. Die meisten Mutationen beim Marfan-Syndrom betreffen DNA-Sequenzen innerhalb der Exons oder in ihrer unmittelbaren Nähe. Daher werden bei der Mutationsanalyse im *FBN1*-Gen zunächst die Exon- und die sie umgebenden Intron-Sequenzen durch die Polymerasekettenreaktion (PCR, Verfahren zur Vervielfältigung von DNA-Sequenzen) gezielt vermehrt.

Das Gen für Fibrillin-1 ist ungewöhnlich groß und enthält 65 Exons mit proteinkodierender Sequenz. Das heißt, dass in der Regel 65 PCR-Amplifikationen (Verfahren zur Vervielfältigung) durchgeführt werden müssen, um das ganze Gen zu untersuchen. Nach der PCR muss eine weitere Analyse erfolgen, um festzustellen, ob das betreffende PCR-Produkt möglicherweise eine Mutation enthält (in aller Regel hat eine Person mit Marfan-Syndrom eine Mutation in einem der 65 Exons, die anderen 64 Exons weisen dann eine normale Sequenz auf). Bis heute sind über 600 *FBN1*-Mutationen in der internationalen *FBN1*-Datenbank eingetragen, die Mutationen kommen in fast jedem Bereich des Gens vor.

Der letztendliche Nachweis einer Mutation erfolgt durch die DNA-Sequenzierung, d.h. durch den Nachweis einer veränderten Abfolge der Buchstaben des genetischen Kodes in einem Bereich der DNA. Da dieses Verfahren noch immer relativ aufwendig ist, verwenden viele Labors eine besondere Screeningmethode um die PCR-Produkte auf auffällige „Banden" oder „Peaks" zu untersuchen, um dann nur die auffälligen Exons zu sequenzieren. In anderen Labors werden alle 65 Exons direkt sequenziert. Das Ergeb-

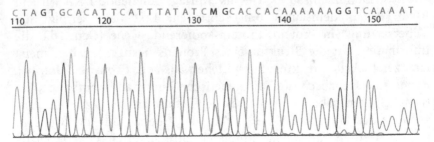

Abb. 4. Chromatogramm einer DNA-Sequenzierung

nis der Sequenzierung wird mit einer Referenzsequenz für Fibrillin-1 verglichen, um festzustellen, ob eine wichtige Aminosäurenposition in Fibrillin-1 betroffen ist (die meisten Mutationen beim Marfan-Syndrom betreffen charakteristische Aminosäuren der Proteinkette) (Abb. 4).

█ Wann hilft eine molekulare Mutationsanalyse bei der Diagnosestellung?

In den meisten Fällen kann die Diagnose eines Marfan-Syndroms nach klinischen Gesichtspunkten gestellt werden (s. Kap. 3). Die Anwendung der geltenden sog. Gent-Kriterien ist jedoch nicht in jedem Fall einfach. Das Marfan-Syndrom zeigt eine hohe klinische Variabilität sowohl zwischen Familien als auch unter den betroffenen Mitgliedern einer Familie. Da die Manifestationen des Marfan-Syndroms altersabhängig auftreten, kann die Diagnosestellung bei Kindern besonders schwierig sein. Schließlich gibt es mehrere Bindegewebsstörungen, die bis zu einem gewissen Grade klinische Überlappungen mit dem Marfan-Syndrom zeigen (s. Kap. 5). In solchen und ähnlichen Situationen kann der Nachweis einer FBN1-Mutation klinisch hilfreich sein.

Die Wahrscheinlichkeit, eine Mutation zu finden, ist viel höher bei Personen, die die diagnostischen Kriterien der Gent-Nosologie klar erfüllen. Bei diesen Patienten kann jedoch die Diagnose eines Marfan-Syndroms in der Regel auch ohne einen Mutationsbefund gestellt werden. Bei Personen, bei denen ein Verdacht auf Marfan-Syndrom besteht, ohne dass die Kriterien der Gent-Nosologie erfüllt sind, ist die Wahrscheinlichkeit, eine FBN1-Mutation zu finden, in der Regel viel geringer. Bei solchen Patienten kann der klinische Nutzen eines positiven Mutationsnachweises jedoch groß sein, falls eine Mutation gefunden wird.

In größeren Studien konnte gezeigt werden, dass eine Mutationsdetektionsrate von 90% oder mehr der Patienten mit einem eindeutigen Marfan-Syndrom nach der Gent-Nosologie erreicht werden kann. Jedoch bleibt die Detektionsrate in allen größeren Studien unter 100%. Das heißt, dass ein negativer Mutationsnachweis die Diagnose eines Marfan-Syndroms nicht ausschließt.

Wurde ein Mutationsnachweis bei einer Person in einer Familie erbracht, sollte im Rahmen einer genetischen Beratung erwogen werden, auch den anderen Familienmitgliedern eine Mutationsanalyse anzubieten.

Der Befund einer *FBN1*-Mutation kann bei entsprechendem Wunsch für eine Pränataldiagnostik (vorgeburtliche Diagnostik) herangezogen werden. In aller Regel ist eine Pränataldiagnostik beim Marfan-Syndrom nicht möglich, wenn die *FBN1*-Mutation unbekannt ist.

Aufgrund der oben geschilderten Problematik und der immer noch hohen Kosten der Mutationsanalyse (derzeit bis zu mehreren tausend Euro) ist die *FBN1*-Mutationsanalyse keine Routineuntersuchung. In der Regel sollte im Rahmen einer genetischen Beratung oder in einer Spezialsprechstunde für Marfan-Patienten erwogen werden, ob eine *FBN1*-Mutationsanalyse sinnvoll ist und ggf. die Ergebnisse der Untersuchung besprochen werden.

Differenzialdiagnosen

P. N. ROBINSON

Gemäß Literaturangaben und eigenen Erfahrungen haben ein Drittel oder mehr aller Ratsuchenden, die eine Spezialsprechstunde für Personen mit Marfan-Syndrom besuchen, andere benannte oder nicht benannte Störungen des Bindegewebes oder anderer Organsysteme; einige haben gar keine Störung. Das Marfan-Syndrom und verwandte Störungen des Bindegewebes können als ein Spektrum mit einem fließenden Übergang zum Normalen betrachtet werden. Betreut ein Arzt einen Patienten, der eine isolierte oder einige wenige Manifestationen aufweist, die auch beim Marfan-Syndrom vorkommen können, so muss er eine individualisierte Einschätzung der potenziellen Risiken und ggf. der angebrachten Therapie treffen. Im Folgenden sollen einige der wichtigsten Erkrankungen kurz beschrieben werden.

▎ TGFBR2-Mutationen: Marfan-Syndrom Typ 2, Loeys-Dietz-Syndrom, familiäre thorakale Aortenaneurysmen und -dissektionen (TAAD)

Das Marfan-Syndrom wird durch Mutationen des auf Chromosom 15 gelegenen Gens für Fibrillin-1, *FBN1*, verursacht. Die ersten Mutationen in diesem Gen bei Personen mit Marfan-Syndrom wurden 1991 entdeckt. Bereits 1993 wurde ein „zweites" Gen für das Marfan-Syndrom auf Chromosom 3 vermutet. Über 10 Jahre später haben Mizuguchi und Mitarbeiter das betreffende Gen entdeckt, und zwar das Gen für den TGFβ-Rezeptor II. Das TGFβ („transforming growth factor β") ist an der Steuerung des Zellwachstums, der Zelldifferenzierung (Spezialisierung des Zelltyps) und an der Produktion der extrazellulären Matrix (s. Glossar) beteiligt. Damit das TGFβ seine

„Botschaft" an die Zelle vermitteln kann, muss es an sog. Rezeptoren binden, die an der Zelloberfläche lokalisiert sind. Die TGFβ-Rezeptoren Typ I und Typ II, abgekürzt TGFBR1 bzw. TGFBR2, reichen das TGFβ-Signal weiter, indem sie andere Proteine aktivieren, welche das Verhalten der Zellen verändern.

Mutationen in einem der TGFβ-Rezeptoren, TGFBR2, wurden bei Personen mit sog. Marfan-Syndrom Typ II identifiziert. Betroffene Personen haben viele der skelettalen und kardiovaskulären Merkmale des klassischen (d. h. durch *FBN1*-Mutationen verursachten) Marfan-Syndroms. Jedoch sind Marfan-Syndrom Typ I und Typ II nicht klinisch identisch: zum Beispiel haben Personen mit Marfan-Syndrom Typ II in aller Regel keine Augenbeteiligung wie beim Marfan-Syndrom Typ I (z. B. Linsenschlottern).

Im Jahr 2005 wurde ein bislang unbekanntes Aortenaneurysma-Syndrom mit Mutationen entweder in *TGBFR1* oder in *TGFBR2* beschrieben. Das Syndrom wurde nach den Autoren der Erstpublikation *Loeys-Dietz-Syndrom* benannt. Einigen der klinischen Merkmale des Loeys-Dietz-Syndroms wie Aortenerweiterung, Arachnodaktylie und Skoliose begegnet man auch beim Marfan-Syndrom, jedoch ist das Syndrom durch andere Merkmale vom Marfan-Syndrom leicht abzugrenzen:

▌ weiter Augenabstand (Hypertelorismus),
▌ Aortentortuosität („Verschlingelung" der Hauptschlagader),
▌ geistige Entwicklungsverzögerung,
▌ gespaltenes Gaumenzäpfchen und andere.

In letzter Zeit wurde zudem entdeckt, dass bestimmte Mutationen in *TGFBR2* eine Form von familiären thorakalen Aortenaneurysmen und -dissektionen, das sog. *TAAD-Syndrom*, verursachen.

Es ist noch unbekannt, ob Mutationen in *TGFBR2* zum gleichen klinischen Bild führen können wie Mutationen im „Marfan-Gen" *FBN1*, oder aber ob man generell beide Syndrome klinisch unterscheiden kann. Mehrere Forschungsgruppen in der Welt führen gegenwärtig Studien durch, um diese Frage zu beantworten. Bis diese Ergebnisse vorliegen bleibt unklar, ob es ein „Marfan-Syndrom Typ 2" als klinisch abgrenzbare Entität gibt oder aber ob die Diagnose „Loeys-Dietz-Syndrom" nicht bei allen Personen mit TGFBR2-Mutationen angebracht ist. Schon jetzt scheint klar zu sein, dass

TGFBR2-Mutationen bei Menschen mit klassischem Marfan-Syndrom ohne zusätzliche Merkmale des Loeys-Dietz-Syndroms selten oder nie gefunden werden.

Isolierte Neigung zur Dilatation (Erweiterung) oder Dissektion (Längsspaltung) der aufsteigenden Aorta

Mehr oder weniger isolierte Aortenbeteiligung ohne dass die Kriterien der Gent-Nosologie für Marfan-Syndrom erfüllt sind, begegnet man in Spezialsprechstunden für Marfan-Patienten nicht selten. Einige wenige Mutationen im Marfan-Gen *FBN1* wurden bei Personen oder Familien beschrieben, die vorwiegend oder ausschließlich Aortendefekte aufwiesen, wie sie sonst beim Marfan-Syndrom vorkommen können (Erweiterung und Dissektion der Aorta). Bislang kann man nicht sagen, weshalb bestimmte *FBN1*-Mutationen zumindest unter bestimmten Umständen zu diesem Krankheitsbild statt zum typischen Marfan-Syndrom führen. Insgesamt dürften *FBN1*-Mutationen eine eher seltene Ursache für dieses Krankheitsbild sein. Darüber hinaus findet man wie oben erwähnt in einigen Fällen TGFBR2-Mutationen bei Patienten mit isolierter Aortenbeteiligung; allerdings bleibt auch hier die Frage offen, ob TGFBR2-Mutationsträger generell weitere klinische Merkmale des Loeys-Dietz-Syndroms haben, anhand derer eine klinische Diagnose möglich ist.

Nach neuesten Erkenntnissen sollen Mutationen in mindestens 3 weiteren noch nicht eindeutig identifizierten Genen zu isolierten Aortenaneurysmata oder auch zur Aortendissektion führen. Ebenso kommen erworbene Ursachen sowie einige andere genetisch bedingte Störungen in Frage.

Mitralklappenprolaps

Der Mitralklappenprolaps tritt ziemlich oft in der Allgemeinbevölkerung auf und kommt auch gehäuft in einigen Familien vor sowie seltener als autosomal-dominant vererbtes Merkmal (s. Kap. 2). Betroffene können mehrere Abnormalitäten des Bindegewebes aufweisen oder auch nicht, erfüllen aber in aller Regel die skelettalen Kriterien der Gent-Nosologie nicht. Im Allgemeinen ist nicht von einem Risiko für Aortendissektion auszugehen, aber eine eingehende kardiologische Evaluierung ist unbedingt durchzuführen.

▮ Isolierte Skelettabnormalitäten

Isolierte Skelettabnormalitäten wie Großwuchs, Skoliose und Trichterbrust können in seltenen Fällen durch *FBN1*-Mutationen verursacht werden. Aufgrund der altersabhängigen Entwicklung und der großen intrafamiliären Variabilität (unterschiedliche Ausprägung innerhalb einer Familie) des Marfan-Syndroms soll im Allgemeinen nicht davon ausgegangen werden, dass die Ausprägung eines solchen Krankheitsbilds bei allen Mutationsträgern auf das Skelettsystem beschränkt bleiben muss.

▮ Isolierte Ectopia lentis (Linsenschlottern)

Einige *FBN1*-Mutationen wurden bei Personen oder Familien identifiziert, die lediglich Augenabnormalitäten aufwiesen, also kein Marfan-Syndrom nach der Gent-Nosologie haben. Auch hier soll man aber mit prognostischen Aussagen sehr zurückhaltend sein. Die gleichen *FBN1*-Mutationen wurden bei Personen mit *isolierter Ectopia lentis* und bei Personen mit einem vollen Marfan-Syndrom gefunden. Die Gründe für diese Variabilität sind noch weitgehend unbekannt.

▮ MASS-Syndrom (Myopie, Mitralklappenprolaps, geringe Aortenerweiterung, Striae und Skelettbeteiligung)

Das sog. *MASS-Syndrom* umfasst Kurzsichtigkeit (Myopia), Mitralklappenprolaps, eine geringe Erweiterung der Aorta (weniger als 2 Standardabweichungen oberhalb des erwarteten Durchmessers), Striae (Hautstreifen) und Skelettauffälligkeiten im Sinne eines Nebenkriteriums der Gent-Nosologie. Um die Diagnose zu stellen, müssen mindestens 2 (besser 3) dieser Merkmale vorhanden sein, ohne dass die Kriterien für ein Marfan-Syndrom erfüllt sind. Insgesamt dürfte das MASS-Syndrom als klar abgrenzbare Störung selten vorkommen. Bis heute wurde erst einmal eine *FBN1*-Mutation bei einer Person mit einem MASS-Syndrom beschrieben.

▌ Das Beals-Hecht-Syndrom

Das *Beals-Hecht-Syndrom* (oder kongenitale kontrakturelle Arachnodaktylie, oder CCA) wird durch Mutationen in dem zweiten Fibrillin-Gen auf Chromosom 5 hervorgerufen. Insgesamt ist die CCA viel seltener als das Marfan-Syndrom (weniger als 1:50 000), und kann einige derselben Skelettprobleme wie das Marfan-Syndrom verursachen. Die CCA ist üblicherweise leicht vom Marfan-Syndrom zu unterscheiden, unter anderem aufgrund der Gelenkkontrakturen und der abnormalen Form der äußeren Ohren. In den allermeisten Fällen fehlen Ectopia lentis und die kardiovaskulären Manifestationen des Marfan-Syndroms.

▌ Das Stickler-Syndrom

Das *Stickler-Syndrom* ist eine genetisch bedingte Bindegewebsstörung, die mit Auffälligkeiten der Augen und des Skelettsystems einhergehen kann. Manche Betroffene weisen einen marfanoiden Habitus (d.h. Gesamterscheinungsbild) auf, sind jedoch in aller Regel eher kleiner als nichtbetroffene Verwandte (und nicht größer, wie es beim Marfan-Syndrom häufig der Fall ist). Zu den häufigsten Merkmalen des Stickler-Syndroms gehören Kurzsichtigkeit, grauer Star, Netzhautablösung, Gehörverlust, Gaumenspalte und eine Reihe von Gelenkbeschwerden. Mutationen in einem von 3 Genen (*COL2A1*, *COL11A1* und *COL11A2*) wurden bei Personen mit dem Stickler-Syndrom gefunden.

▌ Das neonatale Marfan-Syndrom

Das neonatale Marfan-Syndrom ist eine sehr schwerwiegende Sonderform dieser Erkrankung, die durch bestimmte, in der Mitte des Fibrillin-1-Gens gelegene Mutationen verursacht wird. Bislang sind alle bekannten Fälle des neonatalen Marfan-Syndroms als Neumutationen aufgetreten, d.h., die Eltern sind nicht betroffen. Betroffene Neugeborene zeigen neben den für das klassische Marfan-Syndrom typischen Störungen eine Reihe von Merkmalen wie Gelenkkontrakturen, Auffälligkeiten des äußeren Ohrs und Herzinsuffizienz.

▍ Andere Syndrome

Andere genetische Syndrome, die Ähnlichkeiten zum Marfan-Syndrom aufweisen können, sind in aller Regel für einen erfahrenen Kliniker vom Marfan-Syndrom leicht zu unterscheiden. Eine Homozystinurie (Stoffwechselkrankheit, bei der sich ein Marfan ähnlicher Körperbau sowie andere Auffälligkeiten zeigen können) kann z.B. wie das Marfan-Syndrom zur Ectopia lentis (Linsenschlottern)

Tabelle 2. Differenzialdiagnose des Marfan-Syndroms

Generalisierte Störungen	Homozystinurie Stickler-Syndrom Ehlers-Danlos-Syndrom
Skelett/Habitus	Beals-Hecht-Syndrom (CCA) Sotos-Syndrom Klinefelter-Syndrom Multiple endokrine Neoplasie Typ II X-gebundene geistige Retardierung mit marfanoidem Habitus
Augen	Isolierte Ectopia lentis aufgrund einer *FBN1*-Mutation Andere genetische bedingte Formen der Ectopia lentis Weill-Marchesani-Syndrom
Herzkreislauf	Genetisch bedingte Formen der isolierten Aortendilatation Bikuspide Aortenklappe Familiäres Mitralklappenprolaps-Syndrom

Die unter „generalisiert" aufgelisteten Störungen betreffen wie das Marfan-Syndrom mehrere Organsysteme, lassen sich jedoch durch eine Reihe von jeweils zusätzlichen Merkmalen in der Regel vom Marfan-Syndrom klar abgrenzen. Die unter „Skelett/Habitus", „Augen" und „Herz/Kreislauf" aufgelisteten Störungen weisen Ähnlichkeiten mit dem Marfan-Syndrom vordergründig in jeweils einem Organsystem auf. (Modifiziert nach Gray und Davies 1996, Marfan-Syndrome. J Med Genetics 33:403–408)

und zu einem Marfan ähnlichen Körperbau führen, unterscheidet sich aber von diesem durch eine Reihe von Symptomen (z. B. eine vermehrte Thromboseneigung). Da eine wirksame Therapie für die Homozystinurie angeboten werden kann, soll diese Störung bei jeder Familie mit (Verdacht auf) Marfan-Syndrom einmal durch eine Aminosäurenanalyse ausgeschlossen werden. Einige weitere Syndrome können in Einzelfällen zu einem zumindest ansatzweise marfanoiden Aussehen führen, wie z. B. das Klinefelter-Syndrom (Chromosomenanomalie), das fragile X-Syndrom und einige andere chromosomale Störungen. Diese Störungen dürften dem erfahrenen Arzt aber keine wesentlichen diagnostischen Schwierigkeiten bereiten.

Tabelle 2 zeigt eine Liste von genetisch bedingten Störungen, die gelegentlich zu differenzialdiagnostischen Problemen führen können. Eine gründliche Untersuchung kann diese Störungen jedoch in aller Regel von einem Marfan-Syndrom eindeutig unterscheiden.

6 Bindegewebe

D. P. REINHARDT

Bindegewebe ist das biologische Material, welches sich außerhalb der Körperzellen befindet und deshalb auch als extrazelluläre Matrix bezeichnet wird. Es kommt überall im Körper in den verschiedensten Ausprägungen vor. Gewebe mit besonders viel Bindegewebe sind z. B. Knochen, Blutgefäße, Knorpel und Sehnen. Aber auch alle anderen Organe enthalten Bindegewebe mit unterschiedlichen Funktionen. Die molekularen Bestandteile des Bindegewebes sind im Wesentlichen Polymere aus Aminosäuren (Proteine) und Zuckerketten. Eine charakteristische Eigenschaft vieler Proteine im Bindegewebe ist ihr Bestreben, sich zu großen geordneten Aggregaten zusammenzulagern. Hier sind z. B. die Kollagenfibrillen zu nennen, die einen großen Anteil des Bindegewebes im Körper ausmachen. Die meisten dieser Proteinaggregate enthalten mehrere Einzelkomponenten.

Mikrofibrillen

Ein typisches Beispiel solcher Multikomponenten-Aggregate im Bindegewebe sind die sog. Mikrofibrillen, welche aus Proteinen der Fibrillin-Familie sowie aus weiteren Proteinen und Zuckerketten bestehen. Mikrofibrillen kommen in den meisten Bindegeweben vor, sind aber besonders zahlreich im kardiovaskulären Gewebe und in den Knochen und Augen zu finden. Mikrofibrillen sind immer an der Oberfläche von elastischen Fasern zu finden, die Geweben wie den Blutgefäßen und der Haut ihre Elastizität verleihen. Mikrofibrillen finden sich aber auch in Abwesenheit von elastischen Fasern in Geweben wie z. B. den Zonularfasern des Auges, dem Knorpel und den Nieren.

Mikrofibrillen sind zu klein, um mit dem bloßen Auge gesehen zu werden, können aber durch bestimmte elektronenmikroskopische Techniken sichtbar gemacht werden. Dabei erscheinen Mikrofibrillen im Gewebe als fadenförmige Strukturen. Extrahiert man diese Mikrofibrillen mit geeigneten Methoden aus Hautzellkulturen oder aus Geweben wie z. B. kleinen Hautproben, so erscheinen sie bei elektronenmikroskopischer Betrachtung als Perlenkettenstruktur (Abb. 5).

▌ Fibrilline

Das Rückgrat der Mikrofibrillen wird durch eine Familie von sehr ähnlichen extrazellulären Proteinen, den Fibrillinen, geformt. Fibrillin-1 ist seit etwa 20 Jahren bekannt und wurde zum ersten Mal 1986 von der Gruppe um Lynn Sakai am Shriners Hospital in Portland, Oregon (USA), beschrieben. Die anderen Mitglieder der Familie, Fibrillin-2 und -3, wurden in den Jahren 1991 und 2001 entdeckt. Die genetische Information, die zur Herstellung dieser Proteine benötigt wird, ist für jedes Fibrillin auf verschiedenen Chromosomen lokalisiert. Jedes Fibrillin besteht aus einer einzigen sehr langen Polypeptidkette, d.h. einer linearen Aneinanderreihung von fast 3000 einzelnen Aminsäurebausteinen. Diese Polypeptidketten (Eiweißmoleküle) können mittels Elektronenmikroskopie als kleine fadenförmige Partikel mit einer Länge von etwa 1/7000stel mm ($\sim$ 140 nm) sichtbar gemacht werden (s. Abb. 5).

Das menschliche Fibrillin-1 besteht aus 2871 Aminosäuren, welche wiederum von 8613 Basen in der genetischen Erbsubstanz jeder Körperzelle kodiert werden. Die Polypeptidkette der Fibrilline faltet sich bei der biologischen Synthese des Proteins in den Körperzellen in einzelne, sog. Domänen, welche jeweils aus etwa 30-70 Aminosäuren bestehen (s. Abb. 5). Zum besseren Verständnis kann man die Domänen des Fibrillin-1 mit den elektrischen Lämpchen einer farbigen Lichterkette vergleichen. Jedes Lämpchen stellt eine eigenständige Funktionseinheit dar, aber die Lichterkette ist nur dann voll funktionsfähig und leuchtet, wenn alle Lämpchen intakt sind. So stellt auch jede Domäne im Fibrillin-1 eine eigene Funktionseinheit dar, die aber nur in ihrer Gesamtheit zu einem

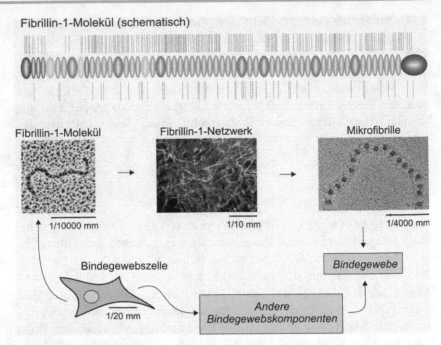

Fibrillin-1-Molekül (schematisch)

Fibrillin-1-Molekül   Fibrillin-1-Netzwerk   Mikrofibrille

1/10000 mm   1/10 mm   1/4000 mm

Bindegewebszelle   Bindegewebe

1/20 mm   Andere Bindegewebskomponenten

Abb. 5. *Struktur, Mutationen und Funktion von Fibrillin-1.* Im oberen Teil der Abbildung ist schematisch Fibrillin-1 abgebildet. Jedes Oval stellt eine eigene Proteindomäne dar. Jede cbEGF-Domäne bindet ein Kalziumion. Die Positionen der Mutationen, die zum Marfan-Syndrom führen, sind jeweils durch einen vertikalen Strich ober- und unterhalb des Schemas angedeutet. Im unteren Teil der Abbildung wird die Entstehung der Mikrofibrillen und des Bindegewebes gezeigt. Bindegewebszellen synthetisieren Fibrillin-1-Moleküle, die mittels Elektronenmikroskopie sichtbar gemacht werden können (linke Teilabbildung). Zellen lagern diese Moleküle zu großen Netzwerken zusammen (Mitte). Diese Netzwerke formen sich zu den perlenkettenartigen Mikrofibrillen (rechte Teilabbildung). Die Mikrofibrillen formieren sich mit anderen Komponenten zu funktionsfähigem Bindegewebe. Die Einzelabbildungen sind unterschiedlich stark vergrößert (s. Maßstäbe)

strukturell intakten und damit zu einem voll funktionsfähigen Protein beitragen. Eine dieser Domänen, kommt besonders häufig in den Fibrillinen vor, die Kalzium bindende Domäne ähnlich dem EGF-Wachstumsfaktor (cbEGF Domäne) (s. Abb. 5). Diese und andere Domänen bestimmen die verschiedenen molekularen Funktionen der Fibrilline.

Das Besondere an den Fibrillinen ist ihr hoher Gehalt an der Aminosäure Cystein (12–13%), welche die Form der Proteine durch die Ausbildung von sog. Disulfidbrücken (Schwefelverbindungen) stabilisieren. Diese Disulfidbrücken kann man vielleicht am besten mit den stabilisierenden Querstreben einer Brückenkonstruktion vergleichen. Dadurch erhalten die Proteine ihre richtige Form, die dann wiederum die volle Funktionalität garantiert.

Genetische Veränderungen (Mutationen) in Fibrillin-1 führen zu einer Reihe von Bindegewebsabnormalitäten wie dem Marfan-Syndrom und dem Weill-Marchesani-Syndrom. Mutationen in Fibrillin-2 führen zu einer mit dem Marfan-Syndrom verwandten, genetischen Erkrankung, der kontrakturellen Arachnodaktylie („Spinnenfingrigkeit", Beals-Hecht-Syndrom). Für Fibrillin-3 sind bislang noch keine genetischen Erkrankungen bekannt geworden. Mutationen in Fibrillin-1, die zum Marfan-Syndrom führen, konzentrieren sich nicht wie bei manchen anderen genetischen Erkrankungen auf bestimmte Stellen, sondern sind in allen Domänen und damit über das gesamte Protein verteilt zu finden (s. Abb. 5). Dadurch wird klar, dass prinzipiell alle durch das Fibrillin-1 vermittelten molekularen Funktionen in negativer Weise betroffen sein können.

▌ Funktionen des Fibrillin-1

Eine der wichtigsten Funktionen des Fibrillin-1 ist die Ausbildung der Mikrofibrillen (s. Abb. 5). Dazu ist es wichtig, dass das Protein sich in der Zelle direkt nach der Synthese richtig faltet, d.h. die richtige Struktur annimmt. In der Zelle gibt es bestimmte Kontrollmechanismen, die falsch gefaltete Proteine erkennen und abbauen. Korrekt gefaltetes Fibrillin-1 wird aus der Zelle geschleust, wobei noch einige Modifikationen wie z.B. die Anheftung von Zuckerketten am Protein stattfinden. Im extrazellulären Raum angelangt, finden sich einzelne Fibrillin-1-Moleküle, die an ihren Enden die Fähigkeit haben, mit anderen Fibrillin-1-Molekülen auf molekularer Ebene zu interagieren. Diese Interaktion wird auch Selbstassoziation genannt und ist wichtig für die Ausbildung der Mikrofibrillen. Es ist sehr wahrscheinlich, dass Fibrillin-1 alleine nicht ausreicht, um Mikrofibrillen auszubilden. Es gibt Hinweise auf Helfermoleküle, die die Aggregatbildung von Fibrillin-1 unterstützen oder gar erst ermöglichen. Solche Helfermoleküle können z. B. an der Oberfläche von Zellen oder auch im Bindegewebe selbst lokalisiert sein.

Es wurden in der Literatur mindestens 15 Proteine beschrieben, die entweder direkt mit Fibrillin-1 interagieren können oder die mit Mikrofibrillen assoziiert sind. Die genauen Funktionen dieser assoziierten Proteine bei der Biogenese (biologische Entwicklung) von Mikrofibrillen oder für andere Aufgaben von Fibrillin-1 oder Mikrofibrillen sind noch weitgehend unbekannt. Möglicherweise sind solche assoziierten Proteine für die unterschiedliche symptomatische Ausprägung des Marfan-Syndroms innerhalb einer Familie verantwortlich. Das könnte dann der Fall sein, wenn diese Proteine bei verschiedenen Familienmitgliedern kleine Veränderungen besitzen, die dann wiederum bestimmte Funktionen der Mikrofibrillen unterschiedlich beeinflussen. Während der Ausbildung der Mikrofibrillen kommt es auch zu Quervernetzungen zwischen einzelnen Fibrillinmolekülen sowie mit anderen Bestandteilen der Mikrofibrillen. Diese Quervernetzungen dienen der Stabilisierung der Mikrofibrillen.

Die biologische Funktion der Mikrofibrillen ist durch die vom Marfan-Syndrom bekannten klinischen Symptome zu erkennen. Aortendilatationen (Aortenerweiterungen) belegen eine wichtige stabilisierende Rolle der Mikrofibrillen in Blutgefäßen. Übermäßiges Wachstum der Finger, Arme und Beine zeigen eine regulierende Funktion der Mikrofibrillen im Längenwachstum der Röhrenknochen, und das „Linsenschlottern" (Linsenektopie) verdeutlicht eine wichtige Rolle der Mikrofibrillen bei der Aufhängung der Linse durch die Zonulafasern (Aufhängeapparat der Augenlinse) im Auge.

Eine bedeutende funktionelle Eigenschaft der Fibrilline ist ihre Fähigkeit, Kalzium zu binden. Es ist belegt, dass jede cbEGF-Domäne in Fibrillin-1 ein Kalziumion binden kann. Fibrillin-1-Moleküle können sich nur dann korrekt falten und effektiv zu Aggregaten zusammenlagern, wenn sie kalziumgesättigt sind. Auch die Interaktion von Fibrillin-1 mit anderen Proteinen findet häufig nur dann statt, wenn Kalzium an Fibrillin-1 gebunden ist. Eine ganz besonders wichtige Funktion des an Fibrillin-1 gebundenen Kalziums besteht aber darin, das Protein vor dem enzymatischen Abbau durch Proteasen (Enzyme, die Proteine spalten) zu schützen. Dies konnte in vitro, also in Laborexperimenten, eindeutig gezeigt werden. Es ist sehr wahrscheinlich, dass Kalzium in vivo, also im lebenden Körper, die gleiche Funktion erfüllt.

Neuere Untersuchungen haben gezeigt, dass Fibrillin-1 nicht nur strukturgebende Funktionen erfüllt, sondern darüber hinaus auch an bestimmten molekularen Signalübertragungswegen beteiligt ist, die in bestimmten Entwicklungsphasen eine wichtige Rolle spielen. In Laborexperimenten an Mäusen wurde klar belegt, dass Fibrillin-1 bei der Signalübertragung der Wachstumsfaktoren TGFβ und BMP-7 eine wichtige Rolle zukommt. Viel deutlicher wird diese regulatorische Funktion in der Ausprägung verschiedener genetischer Erkrankungen, die durch Mutationen im Fibrillin-1 verursacht werden. So führen Mutationen im Fibrillin-1 beim Marfan-Syndrom typischerweise zu übermäßigem Längenwachstum, während andere Mutationen in Fibrillin-1 beim Weill-Marchesani-Syndrom zu Kurzwüchsigkeit führen. Die exakte funktionelle Bedeutung des Fibrillin-1 und der Mikrofibrillen in diesen Erkrankungen muss jedoch noch geklärt werden.

▌ Auswirkungen von Mutationen auf Struktur und Funktion des Fibrillin-1

Wie oben beschrieben, handelt es sich beim Fibrillin-1 um ein multifunktionelles Protein. Prinzipiell können verschiedene Mutationen, die zum Marfan-Syndrom führen, unterschiedliche Funktionen stören. So scheinen eine Reihe der bekannten Mutationen – insbesondere Veränderungen der stabilisierenden Aminosäure Cystein – die Sekretion des Fibrillin-1 aus der Zelle in die extrazelluläre Matrix zu verhindern. Es ist zu vermuten, dass das veränderte Fibrillin-1 durch zelluläre Kontrollmechanismen als „falsch" erkannt und abgebaut wird, so dass es nicht in die extrazelluläre Matrix gelangt. Fibrillin-1 mit diversen anderen Mutationen gelangt jedoch in die extrazelluläre Matrix. Durch die Arbeiten verschiedener Wissenschaftler wurde klar, dass in der Matrix angelangtes mutiertes Fibrillin-1 häufig nicht in Mikrofibrillen eingebaut wird. In diesen Fällen stört die vorhandene Fibrillin-1-Mutation möglicherweise die Selbstassoziation der Fibrillin-1-Moleküle oder die Interaktion des

Fibrillin-1 mit anderen wichtigen Komponenten für die Aggregatbildung wie z. B. mit bestimmten Zelloberflächenrezeptoren.

Die Auswirkungen von ausgewählten individuellen Mutationen in
Fibrillin-1 wurde von verschiedenen Forschergruppen mit gentechnisch hergestellten kleinen Fibrillin-1-Fragmenten untersucht. In
diesem Zusammenhang muss auch erwähnt werden, dass es derzeit
nicht möglich ist, mutiertes Fibrillin-1 aus von Patienten stammen-
den Hautzellen oder Hautgewebe zu reinigen; dies ist für eine detaillierte Analyse Voraussetzung. Aus diesem Grund haben Forscher
Systeme entwickelt, die es erlauben, normales und mutiertes Fibril-
lin-1 gentechnisch in Zellkulturen herzustellen. Mit diesen rekom-
binanten Proteinen ist es seit einigen Jahren möglich, die Auswirkungen von Mutationen auf die Struktur und die Funktion des Fib-
rillin-1 zu untersuchen. Diese Untersuchungen haben gezeigt, dass
Mutationen häufig eine Veränderung der Proteinstruktur in der unmittelbaren Umgebung der Mutation verursachen. Weiter entfernte
Regionen im Protein sind wenig oder gar nicht von den Struktur-
veränderungen betroffen. Befinden sich die Mutationen in cbEGF-
Domänen, dann ist es sehr wahrscheinlich, dass die Strukturverän-
derung mit einem Verlust oder einer Reduktion der Kalziumbin-
dung an die betroffene cbEGF-Domäne einhergeht. Dies konnte für
einige Mutationen bereits im Reagenzglas nachgewiesen werden.
Dadurch können wichtige kalziumabhängige Funktionen wie die
Interaktionen mit anderen Komponenten oder die Selbstassoziation
des Fibrillin-1 gestört werden.

Weiterhin konnte für eine Auswahl von Mutationen in Fibrillin-1
von mehreren Forschergruppen gezeigt werden, dass durch sie ein
weit schnellerer Abbau des Proteins durch Proteasen verursacht
wird als dies bei normalem Fibrillin-1 der Fall ist. Diese Ergebnisse
kommen zunächst aus Laboruntersuchungen und müssen sich noch
in Untersuchungen am Tiermodell sowie bei betroffenen Patienten
bestätigen. Ein erhöhter Abbau des Fibrillin-1 und damit der Mikrofibrillen im Gewebe stellt einen plausiblen Mechanismus dar, der
erklären kann, warum viele verschiedene Mutationen im Fibrillin-
1-Protein letztendlich in ähnlichen klinischen Symptomen resultieren können.

Unabhängig aber davon, welche molekularen Auswirkungen individuelle Mutationen auf das Fibrillin-1-Protein haben, kommt es

letztendlich immer zu einer Reduktion der voll funktionsfähigen Mikrofibrillen in den verschiedenen Geweben wie Blutgefäßen, Knochen und Augen. Entweder sind weniger Mikrofibrillen insgesamt vorhanden, was z. B. bei vermindertem Export des mutierten Proteins aus der Zelle zu erwarten wäre, oder die vorhandenen Mikrofibrillen sind geschwächt, was durch interne Schnittstellen durch Proteasen hervorgerufen werden könnte. Diese Reduktion der Menge funktioneller Mikrofibrillen ist der Grund für die Entwicklung der pathologischen Symptome, die zum Marfan-Syndrom führen.

7 Herz und Aorta

Kardiologie

Y. VON KODOLITSCH, M. RYBCZYNSKI

Menschen mit Marfan-Syndrom haben gegenwärtig berechtigt Hoffnung auf eine normale Lebenserwartung. Noch in den 70er Jahren verstarben fast 90% aller Menschen mit diesem Syndrom im mittleren Alter von 32 Jahren aufgrund von akuten Erkrankungen der Hauptschlagader (Aorta) oder des Herzens. Die Entwicklung sog. Kompetenzzentren oder „Marfan-Sprechstunden" hat wesentlich zur Verbesserung der Lebenserwartung beigetragen. In diesen Zentren arbeiten spezialisierte Kardiologen, Herzchirurgen, Orthopäden, Augenärzte, Genetiker, Psychologen, Wissenschaftler und – was sehr wichtig war und ist – Vertreter der Marfan Hilfe (Deutschland) e.V. zusammen.

Es gibt allerdings eine unabdingbare Voraussetzung für die erfolgreiche medizinische Betreuung. Dies ist die Auseinandersetzung des Betroffenen mit den Gefahren seiner Erkrankung, sein Wissen um Behandlungsmöglichkeiten, seine Kenntnisse über Verhaltensweisen im Alltag und bei Notfällen, seine Mitarbeit bei der Entscheidung für bestimmte Behandlungsverfahren. Die in diesem Kapitel zusammengestellten Fakten und Ratschläge möchten dem Patienten das Wissen zur Verfügung stellen, das er benötigt, um sich optimal vor Komplikationen des Herz-Kreislauf-Systems zu schützen. Unsere Darstellung folgt dabei den verschiedenen Phasen der Erkrankung:
1. ohne Operation an Herz und Gefäßen („konservative Therapie"),
2. bei der Entscheidung zur Operation („Indikation zur elektiven Operation"),

3. nach der Operation („postoperatives Vorgehen"),
4. bei Notfällen.

Maßnahmen zur Verbesserung ihrer Lebensqualität durch Verhaltensregeln in Beruf und Freizeit werden in anderen Kapiteln besprochen.

▌ Konservative Therapie

Marfan-Patienten können 4 ernste kardiologische Probleme entwickeln:
▌ Erkrankungen der Aorta,
▌ Erkrankungen der Herzklappen,
▌ Störungen des Herzrhythmus,
▌ Störungen der Funktion des Herzmuskels.

Jeder Patient mit Marfan-Syndrom ist durch eine Aussackung (Aneurysma) der Aorta gefährdet, die irgendwann zum Platzen des Gefäßes (Ruptur) oder zur Längsspaltung der Aortenwand (Dissektion) führt. Diese Aussackung findet sich zu 96% in der Aortenwurzel. Die Aortenwurzel wird durch die Aortenklappe, das Ventil direkt am Ausgang der linken Herzkammer, gebildet. Nur 4% der Aneurysmen bilden sich im Bogen oder im absteigenden Teil der Aorta (Abb. 6). Aus dem Aortenbogen entspringen Arterien, die beide Arme und das Gehirn mit Blut versorgen. Kommt es zur Dissektion der Aorta, können diese Gefäße mitbetroffen sein und zu heftigem Schmerz im Arm oder zum Schlaganfall führen; isoliert auftretende Dissektionen oder Aneurysmen dieser Gefäße sind nicht typisch für das Marfan-Syndrom.

Jeder Patient mit Marfan-Syndrom hat ein erhöhtes Risiko, Herzklappenentzündungen (Endokarditis) zu entwickeln. Jede der 4 Herzklappen kann betroffen sein; meistens kommt es jedoch zur Endokarditis der Mitral- oder der Aortenklappe. Für beide Klappen steigt das Risiko der Endokarditis, sobald sich eine Undichtigkeit (Insuffizienz) entwickelt. Etwa zwei Drittel aller Betroffenen haben eine verdickte Mitralklappe, die sich in den linken Vorhof vorwölbt (Mitralklappenprolaps) und ein Drittel entwickelt eine Mitralklappeninsuffizienz. Zur Aortenklappeninsuffizienz kommt es bei Auf-

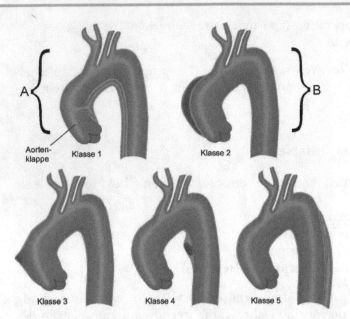

Abb. 6. Die Einteilung der Europäischen Gesellschaft für Kardiologie unterscheidet die klassische Aortendissektion (Klasse 1), das intramurale Hämatom (Klasse 2), die lokalisierte, umschriebene Dissektion (Klasse 3), die Plaqueruptur mit Dissektion und/oder Aortenruptur (Klasse 4) und die traumatische oder iatrogene Dissektion (Klasse 5). Die Einteilung nach Stanford unterscheidet eine Typ A (mit Beteiligung der Aorta ascendens) von einem Typ B (ohne Beteiligung der Aorta ascendens). Zwischen der Aortenwurzel mit der Aorta ascendens (**A**) und der Aorta deszendens (**B**) liegt der Aortenbogen, aus dem die Arterien zur Versorgung der Arme und des Kopfes hervorgehen.

dehnung der Aortenwurzel über 50 mm. Etwa 10% aller Todesursachen bei Marfan-Syndrom sind durch Herzrhythmusstörungen bedingt. Risikofaktoren sind Mitralsegelprolaps, Mitral- und Aortenklappeninsuffizienzen, Aufdehnung der Herzkammern und eine Reduktion der Pumpkraft des linken Herzens.

Eine Störung der Pumpfunktion des Herzmuskels scheint vor allem bei älteren Patienten mit Marfan-Syndrom bedeutsam zu sein. Zum einen berichten viele Herzchirurgen über Marfan-Patienten, deren Herzen transplantiert wurden, zum anderen können Fälle tödlicher Herzrhythmusstörungen durch eine solche Erkrankung des Herzmuskels bedingt sein.

Folgende Maßnahmen sind deshalb sinnvoll. Zunächst benötigt jeder Patient mit Marfan-Syndrom Kontrollen der Aorta und Herz-klappen, die mindestens in jährlichen Abständen durchzuführen sind. Hierzu sind eine Ultraschalluntersuchung des Herzens (trans-thorakale Echokardiographie) und eine Magnetresonanz (MRT bzw. Kernspintomographie) der Aorta von der Aortenwurzel bis in den Bauchraum erforderlich. Ab einem Aortendurchmesser von mehr als 40 mm sollte eine halbjährliche Untersuchung erfolgen. Zudem sollte jeder Patient mit Marfan-Syndrom eine Endokarditisprophy-laxe durchführen und einen entsprechenden Ausweis bei sich führen. Dies beinhaltet, dass bei bakteriellen Infekten, Verletzungen oder ärztlichen Eingriffen wegen der Gefahr einer Verschleppung von Bakterien in den Blutkreislauf (z. B. zahnärztliche Eingriffe) Antibiotika eingenommen werden. Zusätzlich sollten Marfan-Pa-tienten Medikamente einnehmen, die vor einer Aufweitung der Aor-ta und vor Rhythmusstörungen schützen. Hierbei sollten zunächst Betablocker eingesetzt werden. Alternativ kommen aber auch sog. Angiotensin-Converting-Enzyme-(ACE-)Hemmer oder Angiotensin 1-(AT1-)Rezeptor-Hemmer in Frage.

▌ Indikation zur elektiven Operation

Die geplante (elektive) Operation der Aorta wird durchgeführt, um akute Komplikationen wie Dissektion oder Ruptur zu verhindern. Dieses Vorgehen hat entscheidend zur verbesserten Lebenserwar-tung beigetragen. Prinzipiell wird eine Operation empfohlen, wenn ein erweiterter Durchmesser der Aorta für ein erhöhtes Risiko aku-ter Komplikationen spricht. Anders als bei anderen Patienten sollte beim Marfan-Syndrom kein Ersatz der Aortenklappe ohne Ersatz der gesamten Aortenwurzel durchgeführt werden. Das heißt, sollte eine hochgradige Insuffizienz der Aortenklappe vorliegen, obgleich die Durchmesser der Aortenwurzel noch unterhalb der Operations-kriterien liegen, wird die Aortenklappe dennoch zusammen mit der Aortenwurzel ersetzt. In Abb. 7 sind die wichtigsten Kriterien für eine geplante Operation im Bereich der Aortenwurzel aufgeführt.

Die Indikation zur Operation der Mitralklappe richtet sich nach den allgemeinen Kriterien der American Heart Association von

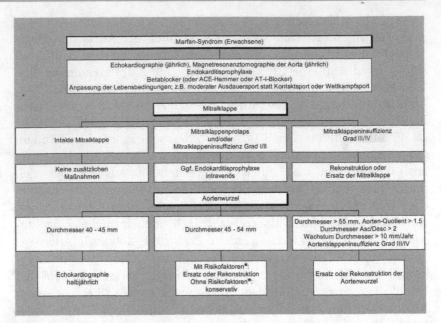

Abb. 7. Übersicht über Maßnahmen zur Versorgung des Herz-Kreislauf-Systems bei Marfan-Syndrom. Der Aortenquotient berechnet sich für Erwachsene im Alter zwischen 18 und 40 Jahren als $0,97 + (1,12 \times$ Körperoberfläche in $m^2)$ und für Erwachsene über 40 Jahre als $1,92 + (0,74 \times$ Körperoberfläche in $m^2)$; Asc/Desc heißt Quotient aus maximalem Durchmesser der Aorta ascendens/maximalen Durchmesser der Aorta descendens; * Risikofaktoren sind erstens eine Familienanamnese mit plötzlichem Herztod oder gesicherter Aortendissektion und zweitens Ausdehnung der Dilatation der Aortenwurzel auf die Aorta ascendens

1998; spezielle Leitlinien für Marfan-Patienten gib es nicht. Demnach wird eine hochgradige Mitralklappeninsuffizienz operiert, sobald Symptome wie Luftnot unter Belastung auftreten oder die linke Hauptkammer des Herzens erweitert ist oder ihre Pumpfunktion eingeschränkt ist (Abb. 7). Hierbei sollte versucht werden, die Klappe nicht durch eine Bio- oder Kunstklappe zu ersetzen (Mitralklappenersatz), sondern zu erhalten (Mitralklappenrekonstruktion). Unsere Analyse der weltweit veröffentlichten Daten zur Operation an 2435 erwachsenen Patienten mit Marfan-Syndrom zeigte, dass die Erstoperation zu 86,7% an der Aortenwurzel durchgeführt wurde, zu 8,3% ein kombinierter Eingriff an Aortenwurzel und Mitralklappe durchgeführt wurde und nur bei 5% ein isolierter Eingriff an der Mitralklappe vorgenommen wurde.

▮ Postoperatives Vorgehen

Folgende Grundsätze gelten für alle an der Aorta operierten Marfan-Patienten:

▮ Direkt nach der Operation sollten eine Echokardiographie und eine Magnetresonanztomographie der Aorta erfolgen. Dieses ist wichtig, um im späteren postoperativen Verlauf beurteilen zu können, ob Veränderungen an der Aorta oder am Herzen neu sind und ggf. einer akuten Behandlung bedürfen (sog. „Base-Line"-Untersuchung).

▮ Die Aorta sollte in einem halben Jahr nach Operation mittels Magnetresonanztomographie dargestellt werden. Wenn der Befund stabil ist und keine Beschwerden bestehen, kann auf jährliche Untersuchungen mittels Echokardiographie und Magnetresonanztomographie umgestiegen werden.

▮ Die Medikation mit Betablockern, ACE-Hemmern oder AT1-Antagonisten sollte unbedingt beibehalten werden.

▮ Bei allen Marfan-Patienten nach Herzoperation ist das Endokarditisrisiko hoch. Bei Kunstklappen sollte die Endokarditisprophylaxe nicht in Tablettenform, sondern intravenös verabreicht werden.

▮ Jeder neu auftretende Schmerz des Brust- oder Bauchraums sollte unverzüglich ärztlich abgeklärt werden; fast immer muss eine sofortige Computertomographie oder Magnetresonanztomographie der Aorta durchgeführt werden.

Grundsätzlich haben Patienten nach elektiver Operation der Aorta mit einem deutlich günstigeren Verlauf zu rechnen als Patienten, die mit akuter Dissektion oder gedeckter Ruptur der Aorta als Notfall operiert wurden. So versterben weltweit innerhalb der ersten 30 Tage weniger als 2% der Patienten (in Kompetenzzentren um 0%) nach elektivem Aortenwurzelersatz, während bei Notoperationen wegen Dissektion der Aorta die Sterblichkeit bei 17,4% liegt. Die Häufigkeit von Zweitoperationen innerhalb der ersten 10 Jahre nach Erstoperation liegt zwischen 10 und 30%. Auch hier sind vor allem Patienten nach Notoperation betroffen. Häufig ist der Grund, dass die Dissektion der Aorta nicht auf die Aortenwurzel beschränkt blieb, sondern die gesamte Aorta disseziert ist und damit zum Ausgangspunkt weiterer Komplikationen wird. Während in dieser Situation bei vielen Menschen ohne das Marfan-Syndrom ein sog. Aortenstentgraft eingesetzt wird, waren die Ergebnisse bei Marfan-Patienten bislang leider nicht ermutigend.

Patienten, denen eine Kunstklappe eingesetzt wurde, müssen lebenslang ihre Blutgerinnung hemmen. Bislang ist dieses nur durch Vitamin-K-Antagonisten (Warfarine) wie das Marcumar erreicht. Hierzu sind regelmäßige Blutentnahmen mit Kontrolle des sog. INR-Werts mit Anpassung der Medikamentendosis erforderlich, die Gefahr von Blutungen ist prinzipiell erhöht und es dauert mehrere Tage, bis sich nach Absetzen des Medikaments die Blutgerinnung normalisiert. Die Überwachung der Gerinnung kann durch den Patienten zu Hause selbst durchgeführt werden (CoaguChek®). Es ist denkbar, dass in einigen Jahren Warfarine durch direkte Thrombinhemmer wie das Ximelagatran (Exanta) ersetzt werden. Ximelagatran wird in Tablettenform in einer fixen Dosis von zweimal täglich 24 mg oder 36 mg verabreicht. Im Gegensatz zum Marcumar ist keine regelmäßige Gerinnungsüberwachung erforderlich und Blutungskomplikationen sollen seltener auftreten. Bislang fehlen große Studien, die bei Patienten mit Kunstklappen Sicherheit und Wirksamkeit dieses Medikaments überprüfen, und deshalb ist ihre Anwendung in dieser Patientengruppe noch nicht zugelassen.

▋ Vorgehen bei Notfällen

Akute Veränderungen der Aorta sind neben der Ruptur und der klassischen Dissektion die lokalisierte, das sog. intramurale Hämatom, die umschriebene Dissektion, die Plaqueruptur mit Dissektion und/oder Aortenruptur (auch penetrierendes Aortenulkus) und die traumatische oder iatrogene Dissektion.

Beschwerden bei akutem Aortensyndrom sind blitzartig auftretende, heftige Brust- oder Rückenschmerzen, die oft einen reißenden Charakter haben, ein Wandern der Schmerzen (meist von der oberen in die untere Körperhälfte) oder ein zweites Schmerzereignis. Zusätzlich können Durchblutungsstörungen der Arme oder Beine auftreten, die oft sehr schmerzhaft sind. Plötzlich auftretende Bewusstlosigkeit (teilweise nur kurzfristig mit anschließend wieder klarer Bewusstseinslage), flüchtig oder permanent bestehende Lähmungen oder Blutbeimengungen in Urin, Stuhl oder Sputum (Auswurf) sind ebenfalls Symptome eines akuten Aortensyndroms.

Alle Formen des akuten Aortensyndroms müssen ohne Zeitverlust sofort mittels Computertomographie, transösophagealer Echo-

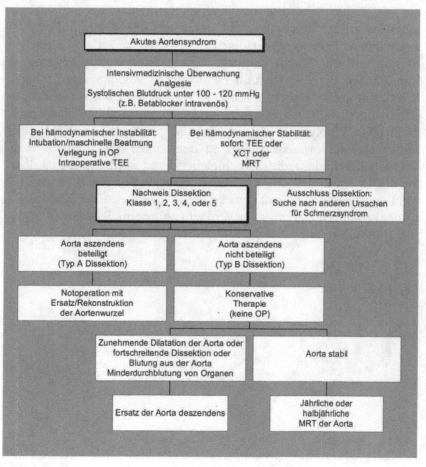

Abb. 8. Übersicht über Maßnahmen bei akutem Aortensyndrom

kardiographie oder Magnetresonanztomographie diagnostiziert werden. Jeder Patient mit akutem Aortensyndrom muss auf der Intensivstation eines Zentrums mit herzchirurgischem Bereitschaftsdienst versorgt werden. Patienten mit Beteiligung der Aorta aszendens müssen sofort operiert werden (Aortendissektion Typ Stanford A), während Patienten ohne Beteiligung der Aorta aszendens (Typ B) zunächst medikamentös behandelt und nur bei Komplikationen operiert werden. Marfan-Patienten sind im Allgemeinen nicht für eine Versorgung mit Aortenstentgrafts geeignet (Abb. 8).

Ein weiterer kardiologischer Notfall ist die Endokarditis. Symptome sind Fieber, Schüttelfrost, schneller Herzschlag, Appetitlosigkeit, Gewichtsverlust, Schwächegefühl, Nachtschweiß, Kopfschmerz, Gelenkschmerz, Hautveränderungen wie Petechien, Osler-Knötchen (linsen- bis stecknadelkopfgroße, schmerzhafte rote Knötchen an Handflächen, Fingerkuppen oder Fußsohlen), sog. Janeway-Läsionen (bis 5 mm große, rötlich braune Flecken an Handflächen und Fußsohlen durch Mikroabszesse in der Haut), Splitterblutungen (streifenförmige Einblutungen unter den Fingernägeln), neurologische Auffälligkeiten sowie Blutungen an den Augen oder Blut im Urin. Oft verlaufen Endokarditiden schleichend und werden erst spät diagnostiziert. Da dieses Krankheitsbild lebensbedrohlich ist, muss sowohl Arzt wie auch Patient stets an die Möglichkeit einer Endokarditis denken und bei geringstem Verdacht sollte eine Diagnostik inklusive Blutkulturen und Echokardiographie veranlasst werden.

Kardiochirurgie

K. KALLENBACH, M. KARCK

Anatomie

Die Aorta (Hauptschlagader) unterteilt sich in die Aortenwurzel, in die Aorta aszendens (aufsteigend), den Aortenbogen, die deszendierende (absteigende) Aorta mit dem thorakalen und dem abdominellen Anteil. Die Aortenwurzel beginnt zum Herzmuskel hin mit dem Klappenring (Anulus), in welchem die Aortenklappe befestigt ist. Die Aortenklappe selbst besteht aus 3 Klappensegeln (Taschenklappen), welche in Form eines Mercedes-Sterns schließen und an den Verbindungsstellen (Kommissuren) mit der Aortenwand verschmolzen sind. Zwischen den Kommissuren liegen Ausbuchtungen, auch Sinus valsalvae genannt, in welchen sich in der Diastole (Erschlaffungsphase) der Herzpumpfunktion das Blut sammelt und in die Koronararterien gepresst wird. Als sinotubulären Übergang bezeichnet man den Übergang der Aortenwurzel in die aszendierende Aorta, die sich anschließt und nahtlos in den Aortenbogen übergeht. Der Aortenbogen verbindet die aszendierende mit der deszendierenden Aorta, vom Aortenbogen gehen die 3 supraaortalen Äste ab, welche beide Arme und den Kopf mit Blut versorgen. Die deszendierende Aorta beginnt unmittelbar am Abgang der linken Arteria subclavia, des letzten Abganges der supraaortalen Äste aus dem Aortenbogen. Sie gibt auf dem Weg bis zum Zwerchfell doppelt angelegte Rippenarterien ab, welche für die Durchblutung des Rückenmarks wichtig sind. Nach Durchtritt durch das Zwerchfell wird die Hauptschlagader als Aorta abdominalis bezeichnet, nach Abgabe der Gefäße, welche die Organe des Bauchraums mit Blut versorgen, teilt sie sich an der Bifurkation, um in die beiden Beine abzusteigen.

Die genaue Kenntnis der Anatomie ist unabdingbar für die Entscheidung, welchen operativen Zugang der Chirurg zu den Abschnitten der Aorta sucht. Auch der Patient sollte über die funktionellen und kosmetischen Eigenschaften der verschiedenen operativen Zugänge informiert sein. Während das Herz, die Aortenwurzel, die aszendierende Aorta und der Aortenbogen in der Regel über eine mediane Sternotomie (Eröffnung des Brustbeins von vorne) dargestellt werden, erfolgt der Zugang zu der absteigenden Hauptschlagader bis zum Zwerchfell und darüber hinaus über eine laterale Thorakotomie, d. h. durch Eröffnung des Brustkorbs zwischen den Rippen auf der linken Körperhälfte hindurch. Dieser Schnitt kann bei Bedarf in die Bauchhöhle erweitert werden. Aneurysmen (Aussackungen) der abdominellen (zum Unterleib gehörenden) Aorta werden mit einem Zugang durch die Bauchdecke von vorn (mediane Laparatomie) erreicht.

▌ Krankheitsbilder

▌ Aortenaneurysmen

Durch die Fibrillinvernetzungsstörung kommt es beim Marfan-Syndrom typischerweise zur Aufweitung der Aortenwurzel, auch Aortenwurzelektasie oder Wurzelaneurysma genannt. Dies geschieht meistens in der 2. und 3. Lebensdekade, und zwar deswegen in der Aortenwurzel, weil hier die Druckbelastung der Aorta am höchsten ist. Das Aneurysma verursacht üblicherweise keine Symptome. Durch die Aufweitung der Aortenwurzel und das Auseinanderweichen der Kommissuren kann die Aortenklappe nicht mehr richtig schließen, obwohl die Segel der Klappe selber morphologisch intakt sind. Es kommt zur Undichtigkeit der Aortenklappe, zur sog. Aortenklappeninsuffizienz. Diese führt durch das Pendelvolumen zur Überladung des Herzens mit Blut, was jedoch lange ohne klinische Symptome wie Atemnot und Belastungseinschränkung toleriert werden kann. Nicht so typisch für das Marfan-Syndrom, aber dennoch möglich und beobachtet, ist die Bildung von Aneurysmen im Verlauf der weiteren Aorta. Dabei können alle Abschnitte der Hauptschlagader inklusive der abdominellen Aorta betroffen sein. Die Diagnose eines Aortenaneurysmas kann mit Hilfe der Echokardiographie, Magnetresonanztomographie oder Computertomographie gestellt werden.

▌ Aortendissektion

Als Aortendissektion bezeichnet man das Zerreißen der Aortenwände in Längsrichtung, d. h. durch die innere Schicht der Hauptschlagader wühlt sich Blut zwischen die Schichten und bildet damit ein' sog. falsches Lumen. Durch die Eröffnungsstelle der inneren Aortenwand, auch Entry genannt, fließt das Blut unter gleichem Druck in das falsche Lumen, welches nur noch von der dünneren äußeren Gefäßwand bedeckt wird. Die Zerreißung kann bis in die Gefäßabgänge der Aorta hineinreichen und diese damit, wie auch die Aorta, teilweise oder sogar komplett verlegen.

Nach der Lokalisation der Eintrittsstelle unterscheidet man nach der Stanford-Klassifikation zwischen der Typ-A-Dissektion, bei welcher das Entry in der aufsteigenden Aorta oder im Aortenbogen, und der Typ-B-Dissektion, wo das Entry im absteigenden Teil der Aorta jenseits der linken A. subclavia, dem letzten Abgang aus dem Aortenbogen, liegt. Diese Unterscheidung ist hinsichtlich der Dringlichkeit der chirurgischen Therapie und auch des Zugangs durch den Chirurgen von hoher Wichtigkeit. Während ein Aortenaneurysma oft ohne Symptome bleibt, ist eine akute Dissektion der Aorta in der Regel mit einem heftigen Zerreißungsschmerz verbunden, welcher von den Patienten je nach Lokalisation im Brustbein oder aber zwischen den Schulterblättern wahrgenommen wird. Dieser Schmerz kann in Hals, Arm oder Bauch ausstrahlen und ist daher leicht zu verwechseln mit den typischen Beschwerden bei einem Herzinfarkt. Bei Verdacht auf das Vorliegen einer Aortendissektion, welche sich aufgrund der Symptome des Patienten ergibt, ist die umgehende Durchführung einer (Schluck-)Echokardiographie, einer Computertomographie oder Magnetresonanztomographie indiziert.

▌ Prolaps der Mitralklappe

Durch die Schwächung des Bindegewebes beim Marfan-Syndrom kann es zum Ausleiern des hinteren Mitralklappensegels kommen, wodurch dieses bei der Schließung in der Schlussebene durchschlägt (prolabiert) und damit zu einer Undichtigkeit der Klappe führt. Ein Prolaps des Mitralklappensegels ist auch in der Normalbevölkerung die häufigste Herzklappenerkrankung und führt erst bei einem höheren Schweregrad zu Symptomen beim Patienten (reduzierte Belastbarkeit und Atemnot unter Belastung). Die Diagnose eines Mitralklappenprolaps erfolgt über das Abhören des Patienten mit dem Stethoskop und der Echokardiographie.

▐ Chirurgische Therapien

▐ Aorta

Die Indikation zum Ersatz der Aortenwurzel wird aus dem Durchmesser des Aneurysmas abgeleitet. Mit zunehmendem Durchmesser erhöht sich die Wandspannung der Hauptschlagader im Aneurysma exponentiell, wodurch das Risiko des Auftretens einer Aortendissektion erheblich erhöht wird. Die Grenze, bei welchem Durchmesser ein geplanter Aortenersatz bei einem Patienten mit Marfan-Syndrom durchgeführt werden sollte, ist uneinheitlich, liegt in den meisten Zentren jedoch bei 4,5 cm. Jedoch nimmt die Zahl der Zentren zu, welche schon bei einem Durchmesser von 4 cm operieren. Das Risiko einer Aortendissektion, das aufgrund der Aortenwandschwäche bei Marfan-Syndrom deutlich erhöht ist, soll somit schon frühzeitig ausgeschaltet werden. Bei Vorliegen eines operationswürdigen Aortenaneurysmas kann die Operation nach Durchführung verschiedener Voruntersuchungen wie Lungenfunktion, Herzechokardiographie, MRT oder Computertomographie, bei älteren Patienten Herzkatheteruntersuchung, elektiv geplant und durchgeführt werden.

Im Gegensatz dazu stellt das Auftreten einer Aortendissektion eine Notfallsituation dar. Bei der Typ-A-Dissektion, wo der Beginn der Zerreißung im aufsteigenden Teil der Aorta liegt, ist die Entwicklung einer Einblutung in den Herzbeutel, eine sog. Perikardtamponade, welche zur hochgradigen Behinderung der Herzfunktion führen kann, ebenso gefürchtet wie das Zerreißen der dissezierten Aortenwand und freier Blutung aus der Aorta. Die Typ-A-Dissektion ist eine hoch akute Notfallsituation, die eine sofortige Notoperation erfordert. Unbehandelt führt die Typ-A-Dissektion innerhalb von 24 h zum Tode von über 50% der betroffenen Patienten. Daher sind die frühzeitige Diagnose und das Wissen um diese Erkrankung für den Marfan-Patienten von höchster Wichtigkeit. Nach Sicherstellung der Diagnose wird ohne weitere Verzögerung die Notfalloperation eingeleitet, wodurch die Überlebensrate auf über 80% gesteigert werden kann.

Im Gegensatz dazu hat die akute Typ-B-Dissektion, wo die Zerreißung im absteigenden Teil der Aorta beginnt, nicht zwingend eine sofortige Operation zur Folge. Die Auswertung zahlreicher Studien hat ergeben, dass in der Frühphase der Erkrankung die konservative medikamentöse Therapie zu den besten Ergebnissen führt. Diese Ergebnisse sind jedoch mit Vorsicht zu bewerten, da sie für unkomplizierte Verläufe bei Typ-B-Dissektion gelten. Bei der komplizierten Typ-B-Dissektion, bei welcher es zur Minderdurchblutung der abdominellen Organe mit Verlust der Nierenfunktion, Leberfunktion etc. kommen kann, muss chirurgisch interveniert werden. Dabei werden zwei Ziele verfolgt: entweder die Ausschaltung der Eintrittsstelle (Entry) durch den Aortenersatz oder aber, oft durch interventionelle Methoden mit dem Katheter, eine Wiedereröffnung des falschen Gefäßlumens über eine sog. Fensterung; dadurch kann das Blut aus dem falschen Lumen wieder in das wahre Lumen zurückströmen. Langfristig führt die Typ-B-Dissektion auch im unkomplizierten Verlauf durch die Schwächung der Aortenwand zur Ausbildung eines Aneurysmas, welches früher oder später den chirurgischen Ersatz der deszendierenden Aorta zur Folge hat. Die Implantation eines Stents bei Marfan-Patienten ist weder in den USA noch in Europa zugelassen, da die instabile Aortenwand bei Marfan-Patienten zu häufigen Komplikationen nach Implantation eines Stents führte. Mehr und mehr chirurgische Zentren gehen dazu über, auch bei der unkomplizierten Typ-B-Dissektion kurzfristig die disseziierte Aorta operativ zu ersetzen.

▌**Aortenwurzel.** Ziel der Chirurgie beim Vorliegen eines Aortenwurzelaneurysmas ist das Ausschalten des Aneurysmas zur Vermeidung einer Aortendissektion sowie die Wiederherstellung einer suffizienten Aortenklappenfunktion (Abb. 9). Unter Nutzung der Herz-Lungen-Maschine wird dabei die aszendierende Aorta durch eine Dacron-Prothese ersetzt. Die Behandlung der Aortenwurzel mitsamt Aortenklappe jedoch unterscheidet sich.

Bentall-Operation. Die etablierte Therapie der Aortenwurzelektasie beim Marfan-Syndrom ist seit fast 30 Jahren der kombinierte Ersatz

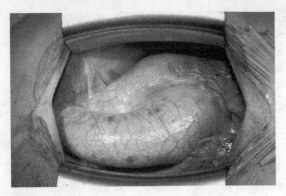

Abb. 9. Operative Ansicht eines Aortenwurzelaneurysmas beim Marfan-Syndrom

der Aortenklappe und der aufsteigenden Aorta durch einen sog. Composite-Graft, bei welchem in die Dacron-Prothese eine mechanische Aortenklappe eingenäht ist. Die Koronararterien werden in die Dacron-Prothese eingenäht, um die Durchblutung der Herzkranzgefäße sicherzustellen. Dieses Verfahren führt zu hervorragenden Ergebnissen mit niedriger perioperativer Sterblichkeit von etwa 3% und gutem Langzeitverlauf. Vorteil dieser Behandlung ist die definitive Therapie der möglicherweise insuffizienten Klappe mit einer mechanischen Prothese, welche üblicherweise lebenslang stabil bleibt. Gravierender Nachteil dieser Methode ist jedoch die höhere Infektanfälligkeit der mechanischen Klappe für Endokarditiden (Faktoren, die Entzündung der Herzinnenhaut hervorrufen) sowie die Thrombogenizität von mechanischen Klappen. Dabei bilden sich aufgrund von Verwirbelungen an der Oberfläche der Klappe Gerinnsel, die als Thromben mit der Blutbahn versprengt werden und zu Gefäßverschlüssen bis hin zum Schlaganfall führen können. Zur Vermeidung dieser Komplikationen muss ein Patient mit einer mechanischen Klappenprothese lebenslänglich mit einem Blutgerinnungshemmstoff, dem Marcumar, behandelt werden. Problematisch ist dabei, dass dieses Medikament eine geringe therapeutische Breite besitzt. Das heißt, dass das Fenster, in welchem Nebenwirkungen – nämlich überschießende Blutungsneigung oder reduzierte Gerinnungshemmung, die wiederum zum Auftreten von Thromben führen können – sehr schmal ist und die Verdünnung des Blutes regelmäßig kontrolliert werden muss.

Eine optimale Einstellung im therapeutischen Bereich ist zwingend erforderlich, trotzdem berichtet die Literatur über Komplikationen durch entweder Blutungen oder aber Thrombenbildungen von etwa 2%/Jahr. Nach 25 Jahren mit einer mechanischen Klappe hat also die Hälfte aller Patienten eine solche Komplikation schon durchgemacht. Dieses Problem konnte durch die Einführung der Blutgerinnungsselbstbestimmung verbessert werden, ganz gelöst ist es jedoch nicht. Ziel der chirurgischen Therapie muss daher die Entwicklung von Operationsmethoden sein, welche die spätere Gerinnungshemmung mit Marcumar vermeiden kann, jedoch zu einer definitiven Lösung des Problems führt. Die Implantation einer biologischen Aortenklappenprothese, welche keiner Gerinnungshemmung bedarf, eignet sich für den jungen Marfan-Patienten weniger, da diese Klappen im jungen Patienten nach 5–10 Jahren degenerieren und eine Wiederholungsoperation notwendig machen.

Aortenklappen erhaltende Operation. Auf der Suche nach einer Alternativmethode zur Bentall-Operation, welche die Implantation einer mechanischen Klappe vermeidet, wurde in den 80er Jahren begonnen, die Aortenklappe bei gleichzeitig vorliegender Ektasie (Erweiterung) der Aortenwurzel oder der aszendierenden Aorta durch Rekonstruktion zu erhalten. Voraussetzung für die Rekonstruktion einer Aortenklappe ist die Unversehrtheit der Klappensegel. Diese Unversehrtheit ist meistens gegeben, wenn durch die Aufweitung der Aortenwurzel die Klappensegel auseinanderweichen und so die Insuffizienz zustande kommt, ohne dass es jedoch zu morphologischen Veränderungen an den Segeln selber gekommen ist. Diesen Umstand haben sich Sir Magdi Yacoub aus England sowie Tirone David aus Kanada zunutze gemacht und jeweils Operationstechniken entwickelt, bei denen die aszendierende Aorta ersetzt, die Aortenklappe jedoch rekonstruiert wird. Der Vorteil liegt auf der Hand: auf eine postoperative Hemmung der Gerinnung kann verzichtet werden, da das Strömungsverhalten der rekonstruierten Aortenklappe so günstig ist, dass keine Thromben entstehen.

Insbesondere für den Marfan-Patienten scheint sich die Rekonstruktion anzubieten, da diese Patienten in der Regel relativ jung sind, evtl. noch Kinderwunsch haben oder im Laufe ihres Lebens noch weitere große Operationen an der Hauptschlagader durchmachen müssen. Dieses lässt sich ohne notwendige Marcumarisierung wesentlich leichter umsetzen. Möglicher Nachteil einer Aortenklappenrekonstruktion beim Marfan-Patienten liegt in der Natur der Grunderkrankung. Es wird angenommen, dass der Fibrillindefekt auch die Struktur der Klappensegel betrifft, so dass einige Chirurgen der Meinung sind, diese Methode eigne sich nicht für Marfan-Patienten, da eine frühzeitige Degeneration der Segel mit der Notwendigkeit einer frühzeitigen Reoperation abzusehen wäre. Tatsächlich gibt die derzeitige Datenlage keinen Hinweis darauf, dass Patienten mit einem Marfan-Syndrom frühzeitiger eine Reoperation nach Aortenklappenrekonstruktion benötigen. Jedoch liegen noch nicht ausreichende Langzeitergebnisse vor. Die Operation sollte zu einem Zeitpunkt erfolgen, wo noch kein Prolaps der Klappensegel vorliegt, da dieser das Rekonstruktionsergebnis nachteilig beeinflusst. Es gibt aber Zentren, die auch bei Marfan-Syndrom prolabierende Segel rekonstruieren. Eine abschließende Beurteilung dieses Vorgehens ist derzeit nicht möglich.

Remodellingmethode nach Yacoub. Sir Magdi Yacoub publizierte erstmalig im Jahre 1983 seine Methode, die er für Patienten mit Aneurysmen in der Aortenwurzel, aber intakten Klappensegeln entwickelt hatte, um die Aorta aszendens zu ersetzen, die Klappe jedoch zu rekonstruieren (Abb. 10). In dem er die Dacron-Rohrprothese, die auch für die Bentall-Operation genutzt wird, in der Aortenwurzel so zuschneidet, dass er die Sinus valsalvae zwischen den Kommissuren, in denen die Klappe aufgehängt ist, nachmodelliert und mit den Kommissuren vernäht, kann die Klappe erhalten werden. Die Koronararterien werden genauso wie bei der Bentall-Operation in die so gebildeten neuen Sinus valsalvae integriert.

Diese Methode führt zu hervorragenden Ergebnissen hinsichtlich der Fließeigenschaften des Blutes durch die Klappe, die fast genauso gut ist wie die der natürlichen, intakten Aortenklappe. Das Problem des erweiterten Aortenklappenrings, welcher beim Marfan-Syndrom wegen der strukturellen Veränderungen im Verlauf zu erwarten ist, wurde mit der Einführung einer Annuloplastik, die den Aortenring stabilisiert, weitgehend gelöst. Obwohl Dr. Yacoub auch im Langzeitverlauf hervorragende Ergebnisse für die Rekonstruktion der Aortenklappe bei Marfan-Syndrom erzielt hatte, ver-

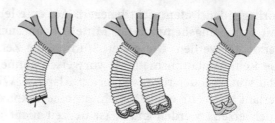

Conduit   Yacoub Remodelling   David Reimplantation

Abb. 10. Schematische Darstellung verschiedener Techniken zum Ersatz der Aortenwurzel

meiden die meisten Chirurgen diese Methode. Man befürchtet eine zukünftige Erweiterung des Aortenklappenrings mit erneuter Aortenklappeninsuffizienz, obwohl eine Annuloplastie regelmäßig durchgeführt wird. Eine endgültige Beurteilung hinsichtlich der Eignung dieser Operationsmethode für den Marfan-Patienten ist zum jetzigen Zeitpunkt noch nicht möglich.

Reimplantationsmethode nach David. Im Gegensatz zur Remodellingmethode von Yacoub wird bei der von Tirone David 1982 beschriebenen Methode die Aortenwurzel nicht nachgebildet, sondern die Dacron-Rohrprothese über die von der Aortenwand befreite Klappe hinübergestülpt, die native Aortenklappe also in die künstliche Aorta reimplantiert. Der Vorteil dieser Methode, insbesondere für den Marfan-Patienten, ist die Tatsache, dass die Dacron-Prothese am Anulus verankert wird und damit die zukünftige Aufweitung des Aortenklappenrings verhindert wird. Die Kommissuren, in denen die Klappe aufgehängt ist, werden durch eine zusätzliche Nahtreihe in der Aortenrohrprothese mit einer Naht fixiert, so dass diese Operation eine sehr geringe Blutungsneigung zeigt. Auch hier werden die Koronararterien wie bei der Bentall-Operation in die Rohrprothese implantiert. Damit wird alles pathologische Gewebe – dies gilt insbesondere für die Aortendissektion – entfernt, und das restverbleibende Gewebe, nämlich der Aortenklappenring, durch eine künstliche Ummantelung fixiert, so dass eine Aufweitung nicht mehr möglich ist.

Der theoretische Nachteil im Vergleich zur Yacoub-Methode, nämlich schlechtere Flusseigenschaften, welche die Haltbarkeit der rekonstruierten Klappe beeinträchtigen können, lässt sich aus den vorliegenden Daten nicht belegen. Auf eine lebenslange Behandlung mit gerinnungshemmenden Mitteln kann auch bei dieser Methode verzichtet werden. Die ersten Studien, die Zehnjahresergebnisse für die Reimplantationsmethode vorweisen können, belegen eine Stabilität von 90% der rekonstruierten Klappen. Wie häufig im Langzeitverlauf nach 20 oder 30 Jahren eine rekonstruierte Klappe doch noch ersetzt werden muss, ist derzeit nicht abschätzbar, da Langzeitergebnisse noch ausstehen. Die Reimplantationsmethode wird wegen der geringen postoperativen Blutungsneigung immer häufiger bei der Typ-A-Dissektion angewandt – sowohl beim Marfan-Syndrom als auch bei anderen Ursachen.

▌ **Ersatz des Aortenbogens und der deszendierenden Aorta.** Der Aortenbogen wird üblicherweise über eine mediane Sternotomie (Eröffnung des Brustbeins) von vorne ersetzt. Unter Verwendung der Herz-Lungen-Maschine wird die Körpertemperatur abgekühlt, damit die Ischämietoleranz, also die Zeit, in der die Organe nicht durchblutet werden und unbeschadet keinen Sauerstoff bekommen, verlängert werden kann. Um die supraaortalen Abgänge aus der Aorta zum Kopf in die Dacron-Prothese, welche den Aortenbogen ersetzt, einnähen zu können, muss eine Phase des Kreislaufstillstands toleriert werden: Der Patient ist in dieser Phase nicht durchblutet. Das Gehirn wird währenddessen selektiv über Katheter mit kalter Blutlösung durchflossen, um es vor Schädigungen zu schützen. Diese Strategie wird mittlerweile in vielen chirurgischen Zentren angewandt, da hier dem Chirurgen mehr Zeit für die Operation an den Kopfgefäßen zur Verfügung steht als bei der tiefen Hypothermie mit Kreislaufstillstand, wo das Gehirn nicht selektiv geschützt wird. Die wissenschaftliche Datenlage weist darauf hin, dass die neurologischen Ergebnisse nach selektiver Durchblutung des Gehirns während der Kreislaufstillstandphase besser sind als nach tiefer Hypothermie ohne Hirnperfusion.

Über eine linksseitige Eröffnung des Brustkorbes wird die absteigende Aorta im Brustkorb erreicht. Für deren Ersatz wird die Herz-Lungen-Maschine eingesetzt, um während des Abklemmens der Aorta die Durchblutung der abdominellen Organe (insbesondere die Nieren) und des Rückenmarks sicherzustellen. Auch hier wird der Körper leicht abgekühlt, aber das Herz schlägt während der ge-

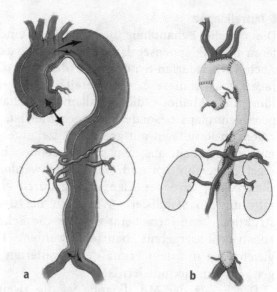

a   b

Abb. 11. a Aneurysmatische Erweiterung der gesamten Aorta. **b** Kompletter Ersatz der Aorta durch Dacron-Prothesen; Gefäßabgänge sind als Inseln in die Prothesen implantiert

samten Operation, um das Gehirn zu durchbluten. Um eine postoperative Lähmung der Beine, die in etwa 6% bei derartigen Operationen auftritt, zu vermeiden, werden einzelne paarig angelegte Interkostalarterien in die Dacron-Prothese, welche die Aorta ersetzt, als Insel eingenäht, damit die Durchblutung des Rückenmarks gesichert ist. Auch die Einlage eines Katheters in den Rückenmarkskanal, über welchen Druckveränderungen wahrgenommen und ausgeglichen werden können, dient dem Schutze des Rückenmarks. Wenn sich das Aneurysma über das Zwerchfell bis in den Bauchraum ausdehnt, wird der Schnitt in diesen erweitert und auch der erweiterte Anteil der abdominellen Aorta ersetzt. Dabei können die Nierenarterien und weitere von der Aorta abgehende Gefäße selektiv über Katheter mit Hilfe der Herz-Lungen-Maschine mit Blut versorgt werden. Isolierte Aneurysmen an der abdominellen Aorta unterhalb der Nierenarterien können ohne Herz-Lungen-Maschine operiert werden (Abb. 11).

▌ Mitralklappe

Die übliche Behandlung bei Vorliegen eines prolabierenden hinteren Mitralklappensegels ist die Rekonstruktion der Mitralklappe. Auch beim Marfan-Syndrom werden mit dieser Methode hervorragende Ergebnisse erzielt. Bereits in den 70er Jahren entwickelt führt diese Methode, die vor allem zur Behandlung des Mitralklappensegelprolaps besonders gut geeignet ist, zu funktionell hervorragenden Resultaten mit guten Langzeitergebnissen. Dabei wird das mittlere Segment aus dem prolabierenden hinteren Mitralklappensegel ausgeschnitten und die Ränder werden miteinander vernäht. Gleichzeitig wird der Klappenring durch einen Kunststoffring gerafft und so stabilisiert. Wie auch bei der Aortenklappenrekonstruktion, kann intraoperativ durch die Echokardiographie das Rekonstruktionsergebnis beurteilt werden. Diese Operation kann gleichzeitig mit dem Ersatz der erweiterten Aorta aszendenz erfolgen – sofern sie indiziert ist.

Der Ersatz der Mitralklappe ist die zweite Wahl, da mit Rücksicht auf das Alter des Patienten auch hier eine mechanische Klappe gewählt werden muss, verbunden mit den beschriebenen Problemen der lebenslangen Behandlung mit gerinnungshemmenden Medikamenten. Außerdem ist die Pumpfunktion nach Mitralklappenersatz schlechter als nach Rekonstruktion.

▌ Ausblick

▌ Langzeitstudien

Obwohl die zur Verfügung stehenden Ergebnisse, die einen Zeitraum bis zu 15 Jahren überblicken, sehr ermutigend sind, lässt sich heute noch nicht präzise vorhersagen, wie lange eine rekonstruierte Aortenklappe bei Patienten mit Marfan-Syndrom tatsächlich stabil bleibt. Aus den Erfahrungen der schon länger durchgeführten Mitralklappenrekonstruktion ist bekannt, dass mit zunehmender Lebensdauer ein erneutes Auftreten einer Aortenklappeninsuffizienz wahrscheinlich wird, die dann eine erneute Operation zur Folge hätte. Auch die prinzipielle Frage, ob eine Rekonstruktion der Aortenklappe, sofern eine Fibrillinvernetzungsstörung auch in den Klappensegeln vorliegt, durchgeführt werden sollte, lässt sich nicht

endgültig beantworten. Die Zentren, die schon seit Jahren Aorten-
rekonstruktionen bei Marfan-Syndrom durchführen, müssen auch
in Zukunft ihre Langzeitergebnisse publizieren, damit der Wert dieser Operation endgültig beurteilt werden kann.

Zur Beantwortung dieser Frage wird gegenwärtig eine internatio-
nale, multizentrische Studie, geleitet vom Texas Heart Institut und
Baylor-College und unterstützt durch die National Marfan Foundation USA, durchgeführt, in welcher die verschiedenen Behandlungs-
formen der Aortenwurzelerweiterung bei Marfan-Syndrom miteinander verglichen werden. Langfristige, vernünftig auswertbare
Ergebnisse werden jedoch noch eine ganze Weile auf sich warten
lassen. Nichtsdestotrotz sind die meisten Zentren, in welchen regelmäßig Patienten mit Marfan-Syndrom oder Aortenwurzelsektomie
behandelt werden, dazu übergegangen, die Aortenklappe des Patienten zu erhalten.

▌ Modifizierte Prothesen für den Ersatz der Aorta aszendens

Mehrere Untersuchungen haben nachgewiesen, dass die Strömungs-
verhältnisse nach Reimplantation der Aortenklappe in die Dacron-
Prothese nach David schlechter sind als bei der Yacoub-Operation
oder sogar bei der nativen Aortenklappe. Begründet wird dieser
theoretische Nachteil, dessen tatsächlicher Einfluss auf die Stabilität
der rekonstruierten Klappe nicht bewertbar ist, mit dem Fehlen der
physiologischen Funktion der Aortenwurzel, die sich mit der Herz-
aktion synchron ausdehnt und zusammenzieht. Aus diesem Grunde
sind die Hersteller der Dacron-Prothesen dazu übergegangen, Prothesen zu entwickeln, in denen die Aortenwurzel künstlich nachmodelliert wird. In diese Prothesen kann dann die Aortenklappe
reimplantiert werden. Andere Chirurgen verwenden unterschiedlich
große Prothesen, um den gleichen Effekt zu erhalten, nämlich eine
künstliche Aortenwurzel nachzumodellieren. Erste Untersuchungen
zeigen, dass der Klappenschluss in diesen modifizierten Reimplan-
tationsmethoden verbessert ist. Ob diese technische Veränderung
tatsächlich zur Verbesserung der Langzeitergebnisse führt, lässt
sich derzeit nicht beantworten.

▌ Neue Forschungskonzepte

Ziel der derzeitigen Forschungsanstrengungen ist die Entwicklung von Herzklappenprothesen, welche die Nachteile derzeit existenter künstlicher Herzklappen, nämlich die begrenzte Haltbarkeit (biologische Protheses) oder aber die Notwendigkeit der lebenslangen Gerinnungshemmung (mechanische Prothese), vermeiden. Sie sollten unbeschränkt haltbar und wachstumsfähig sein. Im Rahmen des Tissue-Engineerings bedient man sich der Ingenieurswissenschaften, um sog. bioartifiziellen Gewebeersatz zu schaffen. Für den Herzklappenersatz wird zunächst ein Grundgerüst hergestellt, welches frei von Zellen ist. Dieses Grundgerüst wird im Labor mit den eigenen Zellen des zukünftigen Empfängers der Herzklappe neu besiedelt (die dazu notwendigen Zellen werden bei einem kleinen Eingriff zuvor gewonnen). Dadurch wird die neue Klappe vital, sie kann wachsen und sich den gegebenen Bedingungen anpassen. Eine Abstoßungsreaktion des Körpers gegen die neue Klappe wird durch die Verwendung eigener Zellen verhindert. Im Tiermodell lassen sich mit diesem Konzept beachtliche Erfolge erreichen; der Einsatz bioartifizieller Herzklappen im Hochdrucksystem des menschlichen Körpers ist derzeit jedoch noch nicht absehbar.

8 Augen

Veränderungen im vorderen Augenabschnitt

H.-R. KOCH, S. KULUS

Beim Marfan-Syndrom kommt es neben den klassischen Störungen im Herz-, Gefäß- und Skelettsystem auch zu charakteristischen Veränderungen des Auges. Im ersten Teil dieses Kapitels soll im Wesentlichen über den vorderen Augenabschnitt berichtet werden. Die Besonderheiten des hinteren Augenabschnitts werden im 2. Teil dieses Kapitels (S. 77) gesondert erläutert.

Zum besseren Verständnis soll auf Abb. 12 zunächst einmal die normale Anatomie des Auges schematisch dargestellt werden.

Charakteristika des Auges beim Marfan-Patienten

Linsensubluxation und -kolobom

In ca. 50% der Fälle beobachtet man bei Patienten mit Marfan-Syndrom Subluxationen (Verschiebung aus dem optischen Zentrum) und/oder Kolobome (nicht vollständige Anlage) der Augenlinse und ihres Aufhängeapparats (der sog. Zonulafasern).

Beim Marfan-Syndrom ist das Bindegewebeeiweiß Fibrillin fehlgebildet. Es ist ein wesentlicher Bestandteil der Zonulafasern. Diese sind daher lockerer und in ihrer Zahl vermindert. Stellenweise fehlen sie ganz. Die fehlende Spannung der Zonulafasern führt zu einer kugelförmigen oder irregulären Verformung der meist verkleinerten Linse (Abb. 13).

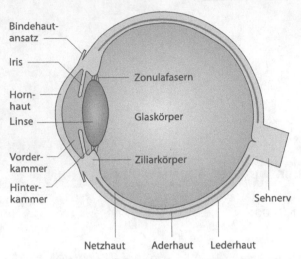

Abb. 12. Schematische Darstellung des Auges und seiner Teile

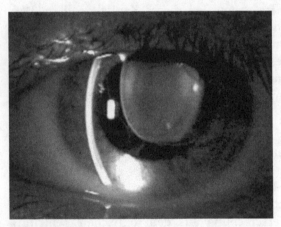

Abb. 13. Spaltlampenansicht einer Marfan-Linse: Die Linse ist nach oben verschoben. In der unteren Pupille sieht man den Rand der Linse. Nur ein Teil der Pupille ist von der Linse ausgefüllt

Nicht selten finden wir einen nur segmentalen Defekt der Zonula. Hier sind die Zonulafasern an einem Teil des Linsenumfangs normal ausgebildet und verleihen der Linse einen festen Sitz hinter der Iris. Im Bereich des Zonuladefekts fehlt die regelrechte Ausspan-

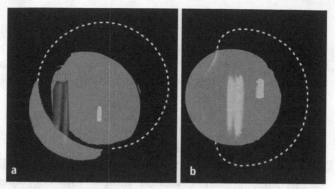

Abb. 14. Linsensubluxation (**a**) und Linsenkolobom (**b**): Bei der Subluxation ist die Linse hinter der rot ausgeleuchteten Pupille nach rechts oben verschoben. Beim Linsenkolobom fehlen die Zonulafasern der linken Hälfte, die Linse ist nicht verschoben, hat sich aber im Bereich der fehlenden Zonulafasern exzentrisch entwickelt

nung der Linsenkapsel, und hier kommt es zu einem gestörten Linsenwachstum. Die Linse weist dann eine Eindellung (sog. Linsenkolobom; s. Abb. 14b) auf, die bis in die Mitte der Pupille reichen kann.

Als weitere Konsequenz dieser Besonderheit kann eine Lockerung, evtl. Verschiebung der Augenlinse hinter der Iris eintreten (sog. Subluxation der Linse; Abb. 14a). In der optischen Achse hinter der Pupille sieht man dann manchmal nicht das Zentrum der Linse, sondern ihre Randpartien. In fortgeschrittenen, sehr seltenen Fällen kann sich die Linse ganz aus ihrer Zonulaaufhängung lösen und sich dann frei im Glaskörperraum hinter der Iris bewegen (sog. Luxation der Linse; Abb. 14a).

Das Sehvermögen ist beim Marfan-Patienten gestört, wenn – sowohl bei der Linsensubluxation als auch beim Linsenkolobom – statt der regelmäßig gekrümmten Linsenmitte ein unregelmäßig geformter Linsenrand hinter der Pupille erscheint.

Der Vollständigkeit halber soll erwähnt werden, dass Linsensubluxationen und -kolobome zwar am häufigsten beim Marfan-Syndrom gesehen werden, aber auch bei anderen selteneren Erkrankungen, wie z.B. dem Marchesani-Syndrom und der Homozystinurie, beobachtet werden. Sie können auch isoliert ohne andere Begleiterkrankungen auftreten und durch stumpfe Verletzungen mit Zerreißung des Aufhängungsapparats der Linse entstehen.

▎ Hornhaut

Die Hornhaut des Marfan-Auges ist im Allgemeinen flacher als normal. Man spricht von Cornea plana. Während die normale Hornhaut im Mittel eine Brechkraft von 43,7±3,7 dpt hat (Mittelwert aus ca. 20000 eigenen Messungen), fanden wir in einer Gruppe von 130 Marfan-Augen eine durchschnittliche Brechkraft von 41,2±2,4 dpt.

▎ Augenbau und Fehlsichtigkeit

Meist ist der Marfan-Patient kurzsichtig. Grundsätzlich kann eine Kurzsichtigkeit zwei Ursachen haben: Entweder das Auge ist zu lang gebaut (Achsenmyopie) oder sein optisches System (Hornhaut und/oder Linse) hat eine zu hohe Brechkraft (Brechungsmyopie). Beim Marfan-Syndrom ist meist der zweite Grund für die Kurzsichtigkeit verantwortlich. Zwar hat die Hornhaut eine schwächere Brechkraft als normal, dies wird aber durch den Einfluss der Linse mehr als kompensiert.

Wie bereits erläutert, üben die schwachen Zonulafasern einen zu geringen Zug auf den Linsenäquator aus. Die Linse nimmt daher eher eine Kugelform mit stärkerer Brechkraft an. Weiterhin schaut der Marfan-Patient bei verlagerter Linse nicht durch die relativ flachere Linsenmitte, sondern durch ihren stärker gekrümmten Rand. Auch dies führt zu einer stärkeren Kurzsichtigkeit des Auges.

Betrachtet man die Achsenlängen von Marfan-Augen, stellt man fest, dass diese sich nicht entscheidend von Normalaugen unterscheiden. Das normale Auge hat eine mittlere Achsenlänge von 23,8±1,9 mm (Mittelwert aus ca. 6000 eigenen Messungen), während wir bei 145 Marfan-Augen im Mittel eine Achsenlänge von 24,34±2,3 mm fanden. Dennoch sind lange Augen bei Marfan-Patienten etwas häufiger: Augen mit einer Länge über 27 mm kommen bei 13,4% der Marfan-Patienten und bei 5,9% der normalen Patienten, Augen über 30 mm bei 3,8% der Marfan-Patienten und bei 1,8% der normalen Patienten vor.

Hieraus ergibt sich, dass die typische Myopie des Marfan-Patienten eine Brechungsmyopie ist und dass Achsenmyopien zwar selten sind, aber dennoch doppelt so häufig wie beim normalen Patienten.

▌ Vorderkammerbau

Die Vorderkammer ist der flüssigkeitsgefüllte Raum zwischen der Hornhaut und der Regenbogenhaut (Iris). Die Regenbogenhaut bildet die Blende des optischen Apparats Auge, die sog. Pupille. Die Weite der Pupille hängt vom Spannungszustand der Irismuskulatur ab und passt sich in einem Regelkreis der Umgebungshelligkeit an.

Beim normalen Patienten ist die Iris wie ein Zeltdach im Auge ausgespannt. Bei Patienten mit Marfan-Syndrom „hängt" dieses Zeltdach häufig nach hinten durch und nähert sich dabei der aufgrund ihrer lockeren Aufhängung oft nach hinten verlagerten Linse. Es resultiert eine sehr tiefe vordere Augenkammer und ein in typischer Weise vergrößerter Winkel zwischen der Hornhaut und der Irisbasis (sog. Kammerwinkel, s. Abb. 16). Dies kann nach der Chirurgie der Linse zu einem charakteristischen Problem führen, dem Iris-Capture-Syndrom, über das weiter unten noch zu berichten sein wird.

▌ Glaukom und Linsensubluxation

Unter einem Glaukom (grüner Star) versteht man eine chronisch fortschreitende Erkrankung des Sehnervs. Hierbei kommt es – in der Regel durch einen erhöhten Augeninnendruck – zu einer Minderdurchblutung des Sehnervenkopfes und zu einem allmählichen Verlust der Nervenfasern des Sehnervs. Damit geht ein fortschreitender Verlust der Sehfähigkeit einher. Ursache für den erhöhten Augeninnendruck ist ein verminderter Abfluss des Kammerwassers über das Trabekelwerk im Kammerwinkel. Es kommt zu Gesichtsfeldausfällen, die in der Peripherie beginnen und sich bei zunehmendem Verlust der Nervenfasern in Richtung des Sehzentrums ausbreiten. Tückisch ist hierbei, dass der erhöhte Augeninnendruck fast nie Schmerzen verursacht.

Grundsätzlich sieht man bei Linsensubluxationen gehäuft Glaukome. Allerdings betrifft dies meistens Patienten mit traumatisch bedingten Linsensubluxationen, bei denen durch das Trauma auch Verletzungen im Kammerwinkel entstanden sein können. Bei Marfan typischen Subluxationen bzw. Kolobomen ist die Häufigkeit eines Glaukoms nicht wesentlich erhöht.

Eine sehr seltene Ausnahme bildet die vollständige Luxation (Verlagerung) der Linse in die Vorderkammer. Hierbei kommt es durch die in die Vorderkammer verlagerte Linse zu einem akuten Verschluss des Kammerwasserabflusses und zu einem sog. akuten Glaukom. Hierbei steigt der Augeninnendruck derart hoch an, dass es zu heftigen Schmerzen, Übelkeit und Sehverschlechterung kommt. Eine sofortige operative Intervention ist in diesen Fällen notwendig.

▊ Glaskörper

Der Glaskörper ist der gelartige Inhalt des Augapfels. Da auch er Fibrillin enthält, ist seine Struktur beim Marfan-Syndrom geschwächt. Hierüber wird im 2. Teil des Kapitels (S. 77) berichtet.

▊ Netzhaut

Die Netzhaut zeigt beim Marfan-Syndrom primär keine charakteristische Veränderung. Sie kann aber durch die Veränderungen der ihr benachbarten Gewebe, des Glaskörpers und – bei Vorliegen einer starken Kurzsichtigkeit – der Lederhaut in Mitleidenschaft gezogen werden. Auch hierüber wird gesondert berichtet.

▊ Manifestationsalter und Amblyopie

Die Diagnose (und Entstehung) der charakteristischen Marfan-Augenveränderungen kann in ganz unterschiedlichem Alter erfolgen. Manchmal sieht man 2-Jährige mit einer typischen Linsenverlagerung, manchmal entsteht die Linsenverformung anscheinend auch noch viel später. Je jünger der Patient bei der Entwicklung einer optisch störenden Linsenverlagerung bzw. -verformung ist, desto eher besteht die Gefahr einer Amblyopie.

Unter Amblyopie verstehen wir eine – oft mit einem Schielen vergesellschaftete – Schwachsichtigkeit des Auges. Zur Amblyopie kommt es im Verlauf der ersten 6 Lebensjahre, der Zeit, in der das Gehirn „lernt", die Augen zu benutzen und die von ihnen gelieferten Sinneseindrücke zu verarbeiten. Besteht im Verlauf dieser Zeit ein unscharfer Seheindruck, kann dieser Prozess nicht ungestört verlaufen. Das Gehirn lernt, den unscharfen Seheindruck zu unterdrücken. Wird die Ursache nicht zeitnah beseitigt, kann eine bleibende Sehschwäche (Amblyopie) entstehen.

Es muss daher immer das Ziel sein, die Ursache einer solchen Sehstörung bei Kindern frühzeitig zu beseitigen. Kinder mit einem angeborenen grauen Star oder einer Glaskörpertrübung wird man früh operieren, Hornhautentzündungen konsequent behandeln. Beim Marfan-Syndrom heißt das, dass eine früh erkannte Linsenstörung auch möglichst schnell operiert wird. Bei bestehender Amblyopie kann nach der Operation die Behandlung in einer Sehschule wichtig sein, in der man das schwachsichtige Auge gezielt fördern wird.

Diagnose

Vorgeschichte und Beschwerden des Patienten

Nicht selten kommt ein Patient mit Sehbeschwerden zum Augenarzt. Schon der lange, schlanke Körperbau und die schmalen Hände des Patienten wecken den Verdacht auf das Vorliegen eines Marfan-Syndroms. Sieht der Augenarzt dann bei der Untersuchung eine Verlagerung der Linse, ist die Diagnose sofort klar. Nicht selten ist daher der Augenarzt der erste Mediziner, der die Diagnose Marfan-Syndrom stellt. Man schätzt, dass ca. 30–50% aller Marfan-Patienten vom Augenarzt entdeckt werden. Dieser wird dann unverzüglich weitere diagnostische Maßnahmen einleiten und den Patienten vor allem zum Kardiologen und zum Orthopäden überweisen.

Bei den Beschwerden des Marfan-Patienten müssen zwei Gruppen unterschieden werden: Patienten mit verlagerter oder verformter Linse und Patienten mit Netzhautablösung, mit der ja bei Marfan-Augen häufiger als bei Normalaugen zu rechnen ist.

Typisches Symptom der Linsenveränderungen ist eine Verminderung des Sehvermögens, die sich mit Brille nicht befriedigend korrigieren lässt. Wenn die Marfan-Linse soweit deformiert oder verschoben ist, dass ein Teil des durch die Pupille tretenden Lichts durch den Rand der Linse und ein Teil an ihr vorbei geht, können vom Patienten Doppelbilder gesehen werden.

Untersuchung von Brechkraft und Sehvermögen

Die Untersuchung der Brechkraft des Auges erfolgt zunächst mit dem automatisierten Refraktometer, das die „Brillenwerte" des Auges angibt. Entsprechend diesen Werten werden dem Patienten Versuchsbrillengläser vorgesetzt, und er wird aufgefordert zu lesen. Mit den allgemein bekannten Fragen „So besser oder so besser?" erfolgt dann nach den Angaben des Patienten ein Feinabgleich der Brillenkorrektur. Hat man die beste Gläserkombination ermittelt, ergibt sich das Sehvermögen des Patienten aus der Größe der jetzt von ihm erkannten Testbuchstaben (Optotypen).

In typischer Weise findet man eine höhere Kurzsichtigkeit, die mit Minusgläsern (Zerstreuungsgläser) korrigiert wird, und eine hohe Stabsichtigkeit (Astigmatismus). Gerade die Stabsichtigkeit, die normalerweise mit Zylindergläsern korrigiert wird, ist bei Marfan-Patienten ein Problem: Wegen der Unregelmäßigkeit der Linse und ggf. ihrer Verlagerung ist mit den (regelmäßig gekrümmten) Zylindergläsern meist keine befriedigende Korrektur möglich. Daher wird beim Marfan-Patienten in der Regel ein vermindertes Sehvermögen festgestellt.

▌ Spaltlampenuntersuchung

Die Spaltlampe ist ein Untersuchungsmikroskop mit spezieller Beleuchtungseinrichtung, die es dem Augenarzt erlaubt, Veränderungen des vorderen Augenabschnitts (Hornhaut, Vorderkammer, Iris, Augenlinse und vorderer Glaskörper) zu erkennen und zu bewerten. Um die Linse genau zu beurteilen, muss allerdings vorher die Pupille (das zentrale Loch in der Iris) durch Augentropfen erweitert werden. Beim Marfan-Patienten erkennt man insbesondere den charakteristischen Bau der Vorderkammer und die Verlagerung bzw. Verformung der Augenlinse.

▌ Untersuchung des Augendrucks

Bei der Diagnose des Glaukoms ist die Bestimmung des Augendrucks eine wichtige Maßnahme. Hierzu verwendet man ein Tonometer. Dabei wird nach örtlicher Betäubung durch einen Augentropfen ein Messköpfchen mit leichtem Druck auf die Hornhautoberfläche gedrückt. Der Augendruck ergibt sich aus der Kraft, die erforderlich ist, eine bestimmte Fläche der zentralen Hornhaut abzuflachen.

▌ Untersuchung des Augenhintergrunds

Zur Untersuchung des Augenhintergrunds dient der Augenspiegel, ein Gerät, um gleichzeitig Licht ins Auge zu werfen und durch eine vergrößernde Optik die so erleuchteten Gewebe des Augeninneren – Glaskörper, Netzhaut und Aderhaut – einäugig oder beidäugig zu beobachten. Auch mit der oben beschriebenen Spaltlampe kann man den Augenhintergrund untersuchen, wenn man zwischen Instrument und Auge eine Zusatzlinse hält. Bei der Untersuchung des Augeninneren wird man beim Marfan-Syndrom vor allem nach Netzhautdegenerationen und Netzhautlöchern suchen. Das ist bei Marfan-Patienten mit besonders langen Augen wichtig, da hier das Risiko derartiger Veränderungen erhöht ist. Bei Feststellung entsprechender Veränderungen kann es notwendig werden, eine prophylaktische Laserbehandlung vorzunehmen, ehe man z. B. eine Linsenoperation in Angriff nimmt.

▌ Achsenlängenmessung und Biometrie

Zur Klärung der gerade bei Marfan-Syndrom wichtigen Frage, ob eine Achsenmyopie, Brechungsmyopie oder eine Kombination aus beiden vorliegt, hilft die Achsenlängenmessung des Auges (sog. Biometrie) mit Ultraschall oder einem Laserverfahren. Das ist deswegen so wichtig, weil nur der Achsenmyope die typischen unten angeführten gesteigerten Risiken für eine Netzhautablösung hat. Die Bestimmung der Achsenlänge ist auch für die Berechnung einer Kunstlinse wichtig, wenn im Rahmen der Linsenoperation eine solche implantiert werden soll.

▌ Konservative Therapie

Bei wenig stark ausgeprägter Symptomatik können einige konservative Maßnahmen dem Marfan-Patienten das Leben erleichtern. Das sind in erster Linie die Korrektur des Sehfehlers mit optischen Mitteln und die Anpassung der Pupille an die Besonderheiten des Befunds.

▌ Korrektur mit Brille und Kontaktlinse

Die meist bestehende hohe Kurzsichtigkeit und der typische (leider meist unregelmäßige) Astigmatismus können durch eine Brille korrigiert werden. Im Gegensatz zum Nichtbetroffenen führt die Brillenkorrektur jedoch oft nicht zu einem vollen Sehvermögen. Bei hoher Kurzsichtigkeit (Myopie) kann die Anpassung einer Kontaktlinse vorteilhaft sein, da sie im Gegensatz zur Brille nicht in gleichem Maße die Umwelt verkleinert und damit das Sehvermögen zusätzlich verschlechtert.

▌ Pupillenverengung, Pupillenerweiterung

Ist der Linsenrand des Marfan-Betroffenen durch Kolobom und/oder Subluxation verschoben, kann auch eine medikamentöse Veränderung der Pupillenweite hilfreich sein. Ist die Linse wenig verschoben, kann eine Pupillenverengung mit einem Mittel wie Pilocarpin die optisch schlechten Randpartien der Linse ausblenden. Besteht eine erhebliche Verschiebung, kann eine Pupillenerweiterung mit einem Mittel wie Atropin den linsenfreien Teil der Pupille freigeben und – unter Ersatz der Linsenbrechkraft durch ein sehr starkes Plus-Brillenglas bzw. eine Kontaktlinse – ein verbessertes Sehvermögen ermöglichen. Solche Mittel sind aber eher als Überbrückungsmaßnahmen zu sehen. An einer Operation wird der Patient über lang oder kurz nicht vorbeikommen.

▌ Operation von Linsensubluxation/Linsenkolobom

▌ Indikationsstellung

Wenn die Verformung und/oder Verlagerung der Augenlinse ein bestimmtes Maß erreicht hat, insbesondere wenn mit den dargestellten konservativen Mitteln ein befriedigendes Sehvermögen nicht mehr zu erzielen ist, wird der Augenarzt zur Entfernung der Linse raten. Bei Kleinkindern kann wegen der bereits erläuterten Gefahr einer Amblyopie die Notwendigkeit einer Operation – ggf. mit anschließender Sehschulbehandlung – sofort gegeben sein. Je schneller ein optisches Hindernis entfernt wird, desto aussichtsreicher ist die Behandlung der Amblyopie. Bei Erwachsenen ist eine solche Dringlichkeit meist nicht gegeben. Dennoch lohnt es sich nicht, übermäßig lange zu warten, da die Lockerung der Linsenaufhängung zunehmen kann, was das operative Vorgehen erschweren und die Möglichkeit von Komplikationen steigern kann.

▌ Grundsätzliches zur operativen Entfernung der Linse

Die Entfernung der Augenlinse und ihr Ersatz durch eine Kunstlinse werden heute im Rahmen der Staroperation bei vielen, meist älteren Menschen durchgeführt. Hier ist aber nicht – wie beim Marfan-Syndrom – eine Verformung oder Verlagerung der Augenlinse der Grund für die Operation, sondern eine Sehverschlechterung durch eine allmähliche, oft altersbedingte Eintrübung der Linse (sog. grauer Star oder Katarakt). Die Staroperation ist heute der am häufigsten durchgeführte Eingriff in der gesamten Medizin überhaupt. Allein in Deutschland werden im Jahr ca. 500 000 Staroperationen durchgeführt.

Bei der Kataraktoperation wird im Allgemeinen wie folgt vorgegangen: Die Linsenkapsel – ein durchsichtiges, die Linse umschließendes Häutchen – wird an ihrer Vorderseite durch Ausreißen eines zentralen, kreisrunden Stücks eröffnet. Das Linsenmaterial

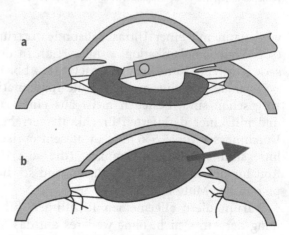

Abb. 15. Entfernung der Linse durch Phakoemulsifikation (**a**): Die Linse wird durch die ultraschallgetriebene Titannadel im Auge zertrümmert und abgesaugt, die Linsenkapsel verbleibt im Auge. Entfernung durch Kryoextraktion (**b**): Die Linse wird insgesamt mit ihrer Kapsel aus dem Auge herausgezogen

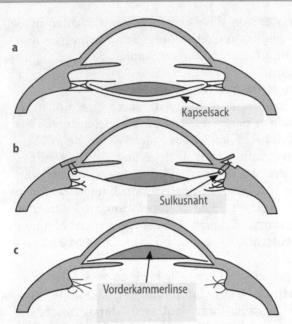

Abb. 16. Implantation einer Hinterkammerlinse in den Kapselsack (**a**) und Fixation der Hinterkammerlinse durch eine Naht im Sulcus ciliaris hinter der Iris (**b**). Implantation einer Vorderkammerlinse in den Kammerwinkel vor der Iris (**c**)

wird dann mit einer Ultraschallsonde zertrümmert und abgesaugt (sog. Phakoemulsifikation, s. Abb. 15 a). In den jetzt leeren Kapselsack wird eine Kunstlinse eingesetzt (s. Abb. 16 a).

Normale Kunstlinsen, die für die Implantation in den Kapselsack vorgesehen sind, bestehen meist aus einer runden, durchsichtigen und mit einer definierten Brechkraft versehenen Optik mit einem Durchmesser von 5,5–6 mm. In diesem optischen Anteil der Kunstlinse sind 2 Beinchen verankert (die sog. Haptiken), die sich im Äquator des Kapselsacks abstützen und so die Linse hinter der Pupille in der Mitte halten.

Warum diese allgemeinen Richtlinien für die operative Entfernung der Linse nicht ohne weiteres auf das Marfan-Auge angewendet werden können, soll im Folgenden erläutert werden.

▌ Die Entfernung der Linse

Beim Marfan-Auge ist die Aufhängung des Linsenkapselsacks an den Zonulafasern meist zu schwach, weil ja das beim Marfan-Patienten fehlgebildete Bindegewebeeiweiß Fibrillin ein wesentlicher Bestandteil der Zonulafasern ist.

Je nach Ausprägung der Linsenverlagerung und nach der Festigkeit der Zonulafasern muss daher abweichend vorgegangen werden. Die moderne Ultraschallabsaugung (Phakoemulsifikation) der Linse kann bei einem überwiegenden Teil der Patienten zur Linsenentfernung eingesetzt werden. Unter Umständen ist es dabei erforderlich die lockere Linse durch Hilfsinstrumente im Pupillenbereich zu fixieren.

Bei extrem lockerer Zonula kann eine Phakoemulsifikation nicht vorgenommen werden. In Einzelfällen kann es daher evtl. sinnvoll sein, die gesamte Linse mit ihrer Kapsel durch einen großen Schnitt mit einer Kältesonde aus dem Auge zu extrahieren (sog. Kryoextraktion, s. Abb. 15 b).

Hieraus ergibt sich, dass man bei der Operation von Marfan-Augen nicht wie beim Altersstar nach „Schema F" vorgehen kann. Vielmehr muss nach genauer Abwägung der Besonderheiten des Einzelfalls eine differenzierte Planung der bevorzugten chirurgischen Technik erfolgen. Das gilt sowohl für die bevorzugte Technik der Linsenentfernung als auch für die der Kunstlinsenimplantation. Folgende Strategien kommen bei der Linsenoperation eines Marfan-Auges in Betracht:

1. Bei mäßig gelockertem Zonulaapparat oder einem kleineren segmentalen Zonuladefekt kann die Linse mit der Ultraschallmethode (Phakoemulsifikation) entfernt werden (s. Abb. 15 a), der Kapselsack wird durch Einsetzen eines Kapselsackspannrings stabilisiert und eine normale faltbare Kunstlinse kann in den Kapselsack implantiert werden (s. Abb. 16 a). Bei größeren segmentalen Defekten kann es sinnvoll sein, einen festnähbaren sog. Cionni-Spannring zu verwenden.

2. Bei sehr ausgeprägten Subluxationen oder sehr großen segmentalen Defekten (Linsenkolobomen) lässt sich die Linse zwar auch mithilfe der schonenden Phakoemulsifikation durch einen kleinen Schnitt entfernen, der verbliebene Kapselsack ist aber für die Aufnahme der Kunstlinse zu locker oder zu klein. In diesem

Fall wird auch der Kapselsack nach der Phakoemulsifikation entfernt und eine faltbare Linse durch den kleinen Schnitt ins Auge implantiert und hinter der Iris festgenäht (s. Abb. 16b). In diesem Fall verwenden wir heute aufgrund der unten geschilderten Erfahrungen mit dem Iris-Capture-Problem nur noch die sog. Marfan-Speziallinse.

3. Bei extrem gelockerter Linsenaufhängung und zugleich altersentsprechender Verhärtung der Linse (z. B. Marfan-Linse eines älteren Patienten mit zugleich bestehendem grauen Star) ist die Entfernung mit Ultraschall nicht möglich, da dann der Verlust der getrübten Marfan-Linse in den Glaskörperraum droht. In einem solchen (sehr seltenen) Fall kann auch heute noch die breite Eröffnung des Auges und die Ausziehung der Linse mit einer Kältesonde das sinnvollste Verfahren sein (Abb. 15b). Da hier die Linse mit ihrem Kapselsack entbunden wird, muss die Kunstlinse wie in Fall 2 hinter der Iris festgenäht werden. Auch hier verwenden wir die beschriebene Marfan-Speziallinse.

▌ Das Schicksal des Kapselsacks

Bei der normalen Staroperation verbleibt nach der Entfernung der Linsenmassen der Kapselsack im Auge, um die zu implantierende Kunstlinse aufzunehmen. Dies ist beim Marfan-Patienten oft nicht möglich. Wegen des zum Teil fehlenden und zum Teil zu fragilen Zonulafasersystems ist der Kapselsack oft ein zu unsicherer Aufenthaltsort für die Kunstlinse. Nur in seltenen Fällen sind wenigstens teilweise ausreichend feste Zonulafasern vorhanden, so dass der Kapselsack durch einen kleinen elastischen Kapselspannring aus Plexiglas stabilisiert werden kann. Unter Umständen kann ein solcher Ring durch eine Fixationsnaht im Auge festgenäht werden (sog. Cionnring).

In vielen Fällen mit sehr lockerer Zonulaaufhängung muss der Kapselsack zugleich mit oder nach Entfernung der Augenlinse aus dem Auge herausgezogen werden.

▌ Implantation einer Kunstlinse

Ob man nach der Entfernung der Augenlinse eine neue Kunstlinse ins Auge implantiert wird heute durchaus kontrovers diskutiert und manche, konservativ eingestellte Augenärzte lehnen dies noch ab. Da eine Netzhautablösung aber gerade beim Marfan-Patienten eine mögliche Komplikation der Linsenoperation darstellt, ist es sinnvoll, in jedem Fall eine Kunstlinse ins Auge zu implantieren. Die Kunstlinse bildet eine Trennung zwischen vorderem und hinterem Augenabschnitt, sozusagen einen „Deckel" hinter der Pupille. Dies stabilisiert den Glaskörperraum, verhindert einen Vorfall von Glaskörper durch die Pupille und bietet daher auch bei stark kurzsichtigen Augen die beste Prophylaxe gegen die Entstehung einer Netzhautablösung nach Linsenoperation. Wir pflegen daher in allen Fällen von Linsenoperation bei Marfan-Syndrom, eine Kunstlinse zu implantieren.

Wie man nach der Linsenentfernung die neue Kunstlinse im Auge befestigt, hängt davon ab, ob der Kapselsack bei der Operation im Auge verbleiben konnte und ob die Zonulafasern ausreichend fest sind. Bei ausreichender Festigkeit der Zonula kann – evtl. nach Stabilisierung der Kapsel durch einen Spannring oder einen Cionnring – eine Hinterkammerlinse in den Kapselsack eingesetzt werden.

Musste der Kapselsack bei der Operation entfernt werden, wird die Hinterkammerlinse durch Haltefäden im Auge (im sog. Sulcus ciliaris) festgenäht. Auch diese Technik wird gelegentlich bei Patienten ohne Marfan-Problematik eingesetzt und führt auch bei diesen in der Regel zu exzellenten Ergebnissen. Die Implantation von Vorderkammerlinsen, die bei fehlendem Kapselsack früher oft in die Vorderkammer implantiert wurden, ist bei Marfan-Augen nicht zu empfehlen (Abb. 16 c).

Seit 2001 haben wir bei der Nahtfixation von Intraokularlinsen nur noch eine speziell für Marfan-Patienten entwickelte Hinterkammerlinse, die sog. Marfan-Linse, verwendet, über die weiter unten noch berichtet wird.

▌ Kataraktoperation bei Marfan-Syndrom

In der Regel werden Marfan-Linsen bereits in einem relativ jungen Alter entfernt, zu einer Zeit also, wo sie zwar wegen ihrer Verlagerung oder Verformung optisch störend, aber noch klar sind. Nur selten wird die subluxierte Linse eines Marfan-Patienten lange genug im Auge bleiben, um einen grauen Star zu entwickeln. Den-

noch erlebt man immer wieder auch Patienten mit marfanbeding-
ter Linsensubluxation oder Linsenkolobom, die nicht operiert wurden und sich erst nach der Entwicklung einer Katarakt zur Linsenentfernung entschließen. Hier werden wir nicht nur mit den Problemen des Marfan-Auges, die im vorigen Abschnitt ausführlich
gewürdigt wurden, sondern auch mit dem Problem einer massiven
Linsenverhärtung (Linsenkernsklerose) konfrontiert, die die Operation zusätzlich erschwert. In diesen Fällen ist es oft nicht zu vermeiden, die Linse mit der klassischen Form der Kryoextraktion
(Anfrieren der Linse an eine Kältesonde) aus dem Auge zu entfernen und die Kunstlinse wie bereits oben beschrieben im Auge fest-
zunähen.

Nicht jeder Marfan-Patient hat eine klinisch signifikante Linsenverlagerung oder -verformung. Patienten ohne diese charakteristischen Marfan-Zeichen können im Laufe ihres Lebens eine typische
Alterskatarakt entwickeln. Sie kommen dann in späterem Lebens-
alter zur Operation. Hier wird auf normalem Wege die Katarakt
mit Phakoemulsifikation operiert. Dennoch ist hier eine besondere
Vorsicht geboten. Trotz normal erscheinender Augenlinse muss hier
aber mit besonders fragilen Zonulafasern gerechnet werden. Um
ein Losreißen der Linse bei der Staroperation zu vermeiden, muss
sehr vorsichtig operiert werden. Und sollte es trotzdem zu einem
Abreißen der Zonulafasern kommen, muss der Chirurg auf eine
Umwandlung der Operation vorbereitet sein und die Linse mit der
Kältesonde aus dem Auge ziehen (sog. Kryoextraktion).

▍ Komplikationen

Als seltene Komplikation bei der Operation eines Marfan-Auges ist
ein völliges Losreißen der ja ohnehin sehr locker aufgehängten Augenlinse zu nennen. In einem solchen Fall muss die nach unten ge-
sunkene Linse durch einen erweiterten Eingriff mittels Vitrektomie
(Glaskörperausschneidung) aus dem Glaskörperraum entfernt werden, ehe die Kunstlinse im Auge festgenäht werden kann. Wir haben das in einem von 140 bei uns operierten Fällen erlebt.

Häufiger kann es zu einer nicht dramatischen Blutung aus dem
Sulcus ciliaris (s.o.) in den Glaskörperraum kommen (ca. 5–10%

der Fälle), wenn dort die Linse festgenäht wird. Das Blut wird am Ende der Operation durch Vitrektomie entfernt. Gegegenenfalls verbleibende Blutreste saugen sich innerhalb von Tagen, spätestens Wochen spontan wieder auf.

Eine grundsätzlich mögliche, aber extrem seltene Komplikation ist eine Infektion des Glaskörperraums in den ersten Tagen nach der Operation. Sie muss schnell durch eine Antibiotikainjektion in den Glaskörperraum, ggf. auch durch eine Vitrektomie behandelt werden. Wir selbst haben diese Komplikation bei einem Marfan-Patienten allerdings noch nicht gesehen.

Auf zwei besonders wichtige, mögliche Komplikationen der Linsenchirurgie beim Marfan-Patienten wollen wir hier ausführlicher eingehen: das Iris-Capture-Syndrom und die Netzhautablösung.

▌ „Iris capture" nach Kunstlinsenimplantation

Aufgrund des oben erwähnten besonderen Baus des vorderen Augenabschnitts liegt die Regenbogenhaut (Iris) bei Marfan-Patienten besonders tief im Auge (s. Abb. 17 a, b). Wenn die Pupille z. B. im Dunkeln oder im Schlaf weit wird, kann es daher passieren, dass der Rand der Iris hinter den Rand der Linsenoptik rutscht (Abb. 17 c). Wenn die Pupille sich bei Lichteinfall wieder verengt, kann dann die Optik der Kunstlinse vor der Iris eingeklemmt werden. Der Pupillenrand kommt dann ganz oder teilweise hinter die Kunstlinse zu liegen. Wir sprechen von Iriseinklemmung oder „iris capture".

Im akuten Fall kann dies meist durch Augentropfen korrigiert werden. Die Pupille wird zunächst medikamentös erweitert und nach „Befreiung" der Linse wieder eng gestellt, wobei sie dann wieder an ihrem richtigen Ort vor der Kunstlinse zu liegen kommt. In einigen Fällen gelingt dies nicht und die Linse muss durch einen kleinen operativen Eingriff wieder an die richtige Position gebracht werden. Wenn dieses Problem häufiger auftritt, kann es notwendig sein, die Pupille dauerhaft durch die regelmäßige Anwendung pupillenverengender Augentropfen eng zu halten oder durch eine Irisnaht operativ zu verengern.

Zur Vermeidung dieser Problematik haben wir mit einem deutschen Linsenhersteller eine Kunstlinse entwickelt, die durch ihr spezielles Design ein Einklemmen in der Pupille vermeiden soll. Hier-

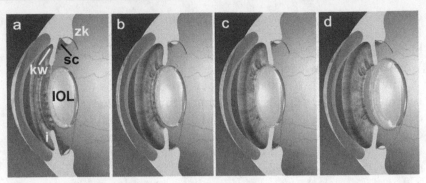

Abb. 17. a Vorderer Augenabschnitt eines normalen Auges mit spitzem Kammerwinkel (kw) und normaler implantierter Intraokularlinse (IOL) im sog. Sulcus ciliaris (sc) zwischen Iris (i) und Ziliarkörper (zk). **b** Marfan-typischer Vorderabschnitt mit stumpfem Kammerwinkel und geringem Abstand zwischen Iris und Implantlinse. **c** Iris-Capture-Syndrom, wobei die Iris hinter die Kunstlinse gerutscht ist. **d** Marfan-Linse mit größerer Optik und abgewinkelten Beinchen: Es besteht ein größerer Abstand zwischen Iris und Kunstlinse

zu wurde die Optik der Linse auf 7 mm vergrößert. Damit würde erst bei deutlich weiterer Pupille die Möglichkeit bestehen, dass die Iris hinter die Linse rutschen kann. Außerdem wurde die Verankerung der Haltebeinchen (sog. Haptiken) um 10° angewinkelt. Dadurch befindet sich die Optik der Kunstlinse weiter hinten und die Gefahr einer Einklemmung der Iris hinter der Linse wird weiter vermindert (Abb. 17 d).

Das Linsenmaterial ist das gleiche faltbare und lang bewährte Material (optisches Silikon), das auch bei „normalen" Kunstlinsen verwendet wird und das die Operation mit der Methodik der modernen Kleinschnittchirurgie erlaubt.

Seit Februar 2001 haben wir diese Linse bei über 100 Augenoperationen von Marfan-Patienten eingesetzt. Wir haben bei diesen Patienten seitdem praktisch kein Iris-Capture mehr beobachtet. Daher kann bei immer wieder auftretendem Iris-Capture-Syndrom auch der Austausch der Linse gegen eine Marfan-Linse sinnvoll sein, wenn früher eine normale Kunstlinse implantiert worden war.

▮ Netzhautablösung nach Operation des Marfan-Auges

Seit Jahrzehnten wird von Publikation zu Publikation weitergegeben, nach der Operation von Marfan-Augen komme es sehr häufig zur Entwicklung von Netzhautablösungen. Die Häufigkeit beträgt nach diesen statistischen Angaben bis zu 50% der operierten Fälle. Als Ursache wird im Allgemeinen angeführt, dies hänge mit der Häufigkeit hochgradiger Kurzsichtigkeit beim Marfan-Syndrom zusammen. Beides ist heute als falsch erwiesen: sowohl die Häufigkeit von Netzhautablösungen als auch die Kurzsichtigkeit.

Dass hochgradig kurzsichtige (myope) Augen häufiger eine Netzhautablösung entwickeln als nicht kurzsichtige, stimmt zwar. In den erheblich vergrößerten Augen der Kurzsichtigen (sog. Achsenmyopie) entwickelt die Netzhaut Dehnungsveränderungen, Degenerationen und schließlich Löcher, die die Ursache der dann eintretenden Netzhautablösung sind.

Wie bereits betont wurde, sind Marfan-Patienten mit Linsensubluxationen oder -kolobomen zwar in der Regel kurzsichtig, aber nicht, weil ihr Auge vergrößert ist, sondern weil ihre verformte und oft kugelige Linse stärker bricht (Brechungsmyopie). Es stimmt nicht, dass Marfan-Patienten ein verlängertes Auge haben. Hohe Achsenmyopien sind bei Marfan-Patienten zwar häufiger als in der Normalbevölkerung, aber keineswegs die Regel. Dementsprechend ist (heute) auch das Auftreten einer Netzhautablösung ein zwar ernst zu nehmendes, aber kein typisches oder gar häufiges Problem nach Linsenoperation bei Marfan-Syndrom. Wir selbst haben in den letzten 10 Jahren nach Linsenoperation von 140 Marfan-Augen nur 2 Fälle von Netzhautablösung (1,4%) gesehen und über die heute wesentlich verbesserten Heilungschancen nach der Operation einer Netzhautablösung wird Prof. Kirchhof im folgenden Abschnitt berichten.

Grund für die in der (vorwiegend) älteren Literatur häufig berichteten Netzhautablösungen waren die noch recht unvollkommenen Operationsmethoden, mit denen man früher die subluxierte Linse von Marfan-Patienten operiert hat. Bis vor wenigen Jahren war es noch üblich, beim Marfan-Auge nach breiter Eröffnung die subluxierte Linse mit einer Metallschlinge aus dem Auge zu hebeln. Mit den Kleinschnitt-Verfahren der modernen Vorderabschnittschirurgie und der Ultraschallabsaugung der Linse (Phakoemulsifikation) mit Linsenimplantation ist die Gefahr einer Netzhautablösung beim Marfan-Patienten nur unwesentlich höher als beim „normalen" Altersstarpatienten.

▌ Nachsorge

Nach der operativen Entfernung der Augenlinse muss der Patient über eine Woche antibiotische und über mehrere Wochen entzündungshemmende Augentropfen nehmen. In dieser Zeit muss er regelmäßig von seinem Augenarzt kontrolliert werden, der dabei auf den Heilverlauf und das Auftreten möglicher Probleme oder Komplikationen achtet. Auch nach dieser eigentlichen Nachsorgezeit wird sich auch der beschwerdefreie Patient in weiteren Abständen (6-monatlich oder jährlich) zu Routine-Kontrolluntersuchungen vorstellen.

Soweit bei Kindern unter 6 Jahren eine Schwachsichtigkeit besteht, kann nach der Operation auch eine Sehschulbehandlung notwendig werden.

▌ Zusammenfassung

Die Linse des Marfan-Patienten kann mit schonenden Verfahren operativ entfernt und grundsätzlich durch eine Spezialkunstlinse ersetzt werden, die den Besonderheiten des Marfan-Auges gerecht wird. Bei diesem Vorgehen sind die Komplikationsmöglichkeiten gering. Insbesondere die früher so gefürchtete Netzhautablösung nach Linsenoperation ist äußerst selten geworden.

Veränderungen im hinteren Augenabschnitt

B. Kirchhof

Im hinteren Augenabschnitt findet sich der „Film" (Netzhaut). Die Netzhaut ist ein Teil des Gehirns. Anders als die Augenlinse kann die Netzhaut nicht ersetzt/transplantiert werden. Sie kleidet das Augeninnere wie eine Tapete aus und wird von der Unterlage, der Aderhaut, ernährt. Abhebung der Netzhaut von der ernährenden Aderhaut bedeutet, dass sie allmählich abstirbt. Gelingt die Wiederanlegung nicht innerhalb von Tagen oder Wochen, so bleibt die Erblindung selbst dann bestehen, wenn die Netzhaut später wieder angelegt werden kann. Die Zerstörung des Netzhautgewebes ist dann irreversibel.

▌ Ist ein Marfan-Patient stärker gefährdet, eine Netzhautablösung zu erleiden?

Ja, das Risiko ist deutlich höher als beim Durchschnitt der Bevölkerung. Solange die Linse noch nicht verlagert ist, beträgt das Risiko einer Netzhautablösung 9% (etwa jeder 11. Marfan-Patient). Nachdem die Linse sich verlagert hat, steigt das Risiko auf 16% an (etwa jeder 6. Patient). Beim Bevölkerungsdurchschnitt liegt das Risiko bei 0,01%.

▌ Gibt es „Warnzeichen", die einer Netzhautablösung vorausgehen?

„Blitze", also Lichtwahrnehmung aus dem Auge selber, signalisieren, dass Zugkräfte auf die Netzhaut einwirken, die zu Löchern oder Einrissen in der Netzhaut führen können. Leider hat die Netzhaut als Teil des Zentralnervensystems (Gehirn, Rückenmark) keine Schmerzempfindung. Sonst würde der Glaskörperzug nicht nur Lichtblitze, sondern auch Schmerzen erzeugen und sicherer auf die Gefahr hinweisen. „Blitze" sind zu unterscheiden von „Flimmern", das mit der Migräne assoziiert ist (Tabelle 3).

Tabelle 3. Unterscheidung Blitze – Flimmern

	Blitze	Flimmern
▌ Auftreten	Nur in der Dämmerung oder Dunkelheit wahrnehmbar	Auch oder gerade in heller Umgebung wahrnehmbar
▌ Lokalisation	Stets an der gleichen Stelle im äußeren Gesichtsfeld	Wandert über das ganze Gesichtsfeld hinweg
▌ Form	Unspezifisch	Zackig zusammengesetzte Formen
▌ Provozierbar	Blickbewegungen (erzeugen Glaskörperzug an der Netzhaut)	Nicht provozierbar (Glaskörper nicht mit der Netzhaut in Verbindung)

Nicht immer sind bei Auftreten der „Blitze" Netzhautlöcher vorhanden. Sie sollten aber immer Anlass sein, den Augenhintergrund kurzfristig (innerhalb von 24 h) untersuchen zu lassen. Wird die Netzhaut dann für intakt befunden und das „Blitzen" hält an, so muss in Abständen erneut kontrolliert werden. Im Allgemeinen löst sich die Verbindung von Glaskörper und Netzhaut schließlich, ohne dass ein Loch zurück bleibt. Die Intensität und Häufigkeit des Blitzens nimmt im Allgemeinen über Wochen allmählich ab. Die Intervalle zwischen den Kontrollen werden uneinheitlich empfohlen. Bei gleichbleibender oder abnehmender Intensität sind 3 Wochen zwischen den Untersuchungen zu empfehlen. Verstärkt sich die Symptomatik oder kommen Trübungen („Mouches volantes") hinzu, sollte erneut kurzfristig untersucht werden. Leider ist die Wahrnehmung von Blitzen nicht obligatorisch. Nicht jeder Patient mit Netzhautablösung bemerkt Blitze.

Eine *Abschattung* innerhalb des Sehfelds deutet auf eine bereits eingetretene Ablösung der Netzhaut hin, ist also eigentlich kein Frühsymptom mehr. Trotzdem wird der „Schatten" zumindest anfangs übersehen. Er ist schmerzlos. Der Sorg- und Ahnungslose wartet oft erst mal ab, ob der Ausfall sich nicht spontan bessert. Der „Schatten" kann aus jeder Richtung kommen. Er ist undurchsichtig gräulich bis schwarz mit anfangs scharfen Grenzen zu den noch intakten Anteilen des Sehfelds. Der Ausfall beginnt stets außen und schreitet zur Mitte hin fort. Morgens ist er oft kleiner (vermeintliche Besserung) als tagsüber, weil die Bettruhe der Ablösung der Netzhaut entgegenwirkt (Abb. 18).

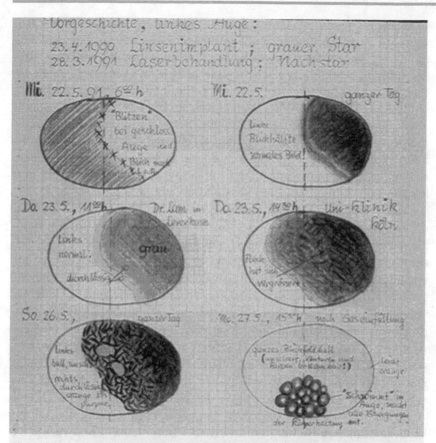

Abb. 18. Symptome bei Netzhautablösung aus der Sicht des Patienten. Dargestellt ist das Gesichtsfeld des betroffenen Auges:

22. Mai: „Blitzen" in der rechten (weißen) Hälfte des linken Auges.

22. Mai abends: Dunkler Schatten im Gebiet des früheren Blitzens. Nur noch die linke Bildhälfte sieht.

23. Mai: Morgens ist der Schatten weniger schwarz (die Netzhaut hat sich über Nacht etwas angelegt). Der Übergang zur intakten Hälfte des Gesichtsfelds ist unschärfer geworden.

23. Mai: Abends nimmt der Gesichtsfeldausfall weiter zu.

26. Mai: Nach der Operation zunächst noch keine Wiederanlegung der Netzhaut; deshalb weiterhin „Schatten".

27. Mai: Die Netzhaut liegt an, nachdem zusätzlich zum Buckeln noch Gas in das Auge injiziert wurde; deshalb unten im Gesichtsfeld die Gasblasen. Das Bild steht im Auge auf dem Kopf. Im Bereich der ehemaligen Ablösung noch etwas Gelbverfärbung des Bildes als Zeichen der noch nicht ganz wiederhergestellten Netzhautfunktion

„*Mouches volantes*" (französisch: fliegende Mücken) werden bewegliche Kondensate des Bindegewebsgerüstes des Glaskörpers genannt. Sie haben die unterschiedlichsten Formen: „Würmchen, Ringe, Spinnen, Fäden". Typischerweise scheinen Sie vor dem Auge zu schwimmen. Schon in der Jugend kann man „Mouches volantes" entdecken, wenn man sie gegen einen hellen Hintergrund „sucht", also z. B. an einem sonnigen Tag beim Blick gegen den blauen Himmel. Im Laufe des Lebens nehmen sie an Dichte zu und fallen z. B. beim Lesen auf. Sehr häufig kommt es zu einer oft dramatischen und plötzlichen Zunahme dieser Trübungen, wenn sich der Glaskörper alterstypisch von der Netzhaut abhebt.

Den „Mouches volantes" liegt zugrunde, dass sich das fädige, sehr dünn ausgespannte Gerüst des normalen Glaskörpers zusammenzieht und erst dadurch Schatten auf die Netzhaut werfen kann. Da die Gerüstsubstanz mit dem Glaskörpergel im Auge beweglich ist, entsteht der Eindruck, dass die „Mouches" zwar mit den Blickbewegungen mitgehen, aber auch in Grenzen beweglich sind. „Mouches volantes" sind Zeichen der Entmischung des Glaskörpers. Die Bildung von Flüssigkeitslakunen, also von wässrigen Anteilen und einem Gelrest, der noch an der Netzhaut adhärent (anhaftend) ist, bewirkt bei Blickbewegungen eine Drehbeschleunigung des Restgels. Das Abbremsen dieser Bewegung über die Anheftung an der peripheren Netzhaut kann zum Einreißen der Netzhaut und schließlich zur Ablösung führen. Die zugrunde liegende Entmischung des Glaskörpers ist altersphysiologisch, wird aber beschleunigt und vermehrt bei Kurzsichtigkeit, Entzündungszuständen und Bindegewebserkrankungen wie dem Marfan-Syndrom.

„Mouches volantes" sind ein häufiges, unspezifisches und deshalb zunächst wenig dringliches Hinweiszeichen für eine drohende Netzhautablösung. Kontrollen sollten aber kurzfristig dann erfolgen, wenn sie plötzlich an Intensität und Dichte zunehmen oder wenn „Blitze" hinzutreten. Sollte sogar eine Abschattung des Gesichtsfelds spürbar sein, so ist die Augenarztkontrolle unmittelbar zu veranlassen. Auch auf Reisen und im Ausland sollte man dann sofort augenärztliche Hilfe suchen.

▌ Warum hat der Marfan-Patient ein höheres Risiko, eine Netzhautablösung zu erleiden?

Zwar wird die Netzhaut von Bindegewebserkrankungen wie dem Marfan-Syndrom nicht direkt betroffen, sie wird aber in die Erkrankung des benachbarten Glaskörpers und der Lederhaut mit einbezogen. Der Glaskörper füllt das Augeninnere etwa 4 mm aus. Er hat normalerweise die Konsistenz von rohem Eiweiß. Auch der Glaskörper hat bindegewebige (kollagene) Gerüstfasern, die mit der Netzhaut bevorzugt in der Nähe der Augenlinse fest verbunden sind. Die vorzeitige (teilweise) Verflüssigung des Glaskörpers macht ihn beweglicher und erhöht so das Risiko, Netzhautrisse zu erzeugen. Netzhaut und Aderhaut sind dünner als gewöhnlich. Diese Veränderungen hängen mit dem Ausmaß der Kurzsichtigkeit zusammen (Abb. 19).

50–90% der Marfan-Patienten (je nach Studienkollektiv) haben eine Kurzsichtigkeit von mindestens 3 Dioptrien. Wahrscheinlich ist aber der Anteil der Augen, die durch Verlängerung des Auges kurzsichtig sind, geringer als der Anteil der Augen, die durch eine abnorm starke Lichtbrechung der natürlichen Augenlinse kurzsichtig sind. Das haben Messungen mittels Ultraschall an Patienten mit Marfan-Syndrom von Prof. H.-R. Koch ergeben.

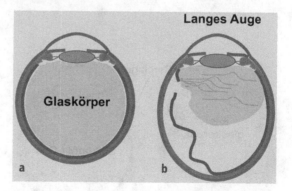

Abb. 19. a Normales Auge. **b** Das „achsenmyope" Auge ist länger. Der Glaskörper ist hinten abgehoben. Strangartige Verdichtungen des Glaskörpergerüsts sind an der peripheren Netzhaut angeheftet und ziehen dort an der Netzhaut. Es kommt zum Einreißen und danach zur Abhebung der umgebenden Netzhaut (Netzhautablösung)

Es ist noch unklar, ob der Augapfel alleine wegen des veränderten Fibrillinmoleküls vergrößert ist, also infolge herabgesetzter Zugfestigkeit der Sklera (Lederhaut). Die verlagerte Augenlinse zieht über die Aufhängungsfäden am Ziliarkörper auch an der peripheren Netzhaut.

▌ Was geschieht bei der Operation der Netzhautablösung mit dem Auge?

▌ Cerclage

Bei der Behandlung einer Netzhautablösung wird das Auge mit einem Gürtel (Cerclage) umschnürt, der aus Silikongummi besteht (Abb. 20a). Die Cerclage wird auf der Lederhaut des Auges vernäht und kann lebenslang belassen werden. Sie liegt verborgen unter der Bindehaut und ist von außen nicht erkennbar. Der durch die Cerclage erzeugte Wulst der Augapfelhüllen drückt das Netzhautloch in das Restglaskörperkissen. Dieser Restglaskörper wirkt wie ein „Korken" und verschließt das Netzhautloch, so dass die Netzhaut sich insgesamt wieder anlegen kann. Der Wulst wirkt außerdem dem Glaskörperzug entgegen und verringert so das Risiko erneuter Netzhautablösungen.

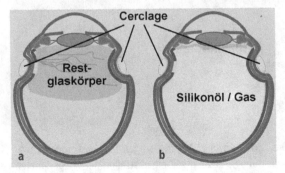

Abb. 20. Therapie einer Netzhautablösung **a** durch Cerclage; **b** durch Entfernung des Glaskörpers und Cerclage

▌ Vitrektomie

In komplizierten Fällen gelingt es nicht, das Netzhautloch alleine durch die Cerclage zu verschließen, z. B. weil das Loch schlecht zu sehen ist, zu groß ist oder weil es zu weit hinten liegt. Dann wird der Glaskörper weitestgehend entfernt (Vitrektomie) und entweder durch *Gas* oder *Silikonöl* ersetzt (Abb. 20 b). Silikonöl wird immer dann eingesetzt, wenn man postoperative Narbenbildung auf der Netzhaut erwartet. Silikonöl soll dem Narbenzug dauerhaft entgegenwirken. Gas resorbiert sich über Tage und Wochen spontan. Das Volumen wird vom Auge durch sein eigenes Kammerwasser aufgefüllt. Der Glaskörper ist entbehrlich, da Form und Druck des Augapfels alleine durch die Sekretion von Wasser in das Augeninnere hinein aufrechterhalten werden (Kammerwasser). Aus der Literatur lässt sich nicht entnehmen, ob eine der beiden Operationsmethoden (Buckelchirurgie oder Vitrektomie) der anderen überlegen ist. Man kann sich also getrost der persönlichen Erfahrung des behandelnden Arztes anvertrauen. Die Prognose hinsichtlich Sehkraft und des Risikos der Wiederablösung ist bei Marfan-Patienten nicht schlechter als bei anderen Netzhautablösungen.

▌ Wie hoch ist das Risiko, dass auch am Partnerauge eine Netzhautablösung eintritt?

Wenn ein Patient an einem Auge eine Netzhautablösung erlitten hat, steigt das Risiko für das Partnerauge und es kommt in etwa einem Drittel der Fälle (34,5%) auch auf dem 2. Auge zur Ablösung. Nach einmal erlittener Netzhautablösung ist eine regelmäßige Kontrolle des zweiten Auges daher besonders wichtig.

▌ Muss ich mich der Augen wegen körperlich schonen?

Da die Netzhautablösung bei Marfan-Syndrom – abgesehen von der Häufigkeit – keine Besonderheiten gegenüber Netzhautablösungen aus anderer Ursache aufweist, gelten auch keine besonderen Vorsichtsmaßnahmen. Das heißt, der Marfan-Patient muss sich weder vor noch nach einer Netzhautablösung körperlich schonen (bis auf die Rekonvaleszenz).

▌ Schützt die prophylaktische Laserbehandlung von Netzhautlöchern sicher vor Netzhautablösung?

Die prophylaktische Laserkoagulation der Netzhaut um ein Netzhautloch herum bedeutet leider *keine* absolute Sicherheit vor einer späteren Netzhautablösung. Es können sich nämlich weitere Netzhautlöcher an Stellen bilden, die völlig unauffällig erscheinen. Der Glaskörperzug kann so stark sein, dass die Netzhaut (selten) trotz der „Verschweißung" von der Unterlage abgezogen wird. Deshalb ist zu empfehlen, dass Marfan-Patienten nach Behandlung der Netzhaut auf weitere Netzhautlöcher untersucht werden. Diese Folgeuntersuchungen sollten routinemäßig einmal jährlich erfolgen bzw. kurzfristig bei Symptomen (Blitze, „Mouches volantes", Schatten).

9 Skelett

Diagnose und Therapie

D. MAIER-LENZ, P. KREUZ, L. SCHWERING

Allgemeine Aspekte

Die orthopädischen Beschwerden beim Marfan-Syndrom betreffen den gesamten Bewegungsapparat; neben dem Skelettsystem auch Bänder, Muskulatur und Gelenke. Dieses hängt mit den Unterschieden zwischen Knochenwachstum und relativer Schwäche der Bänder zusammen. Dennoch gibt es auch beim Bewegungsapparat eine große Bandbreite unterschiedlichster Ausprägungen der Symptome. Nur bei etwa einem Drittel der Patienten mit Marfan-Syndrom führt dies letztlich in eine orthopädische Behandlung.

Häufig sind es Veränderungen des Skelettsystems, die als erstes Symptom auf einen Morbus Marfan hindeuten und zu einer weiteren diagnostischen Abklärung führen. Die Besonderheiten des Knochenwachstums bei der Erkrankung zeigen sich neben dem Hochwuchs und einer relativ langen und schmalen Kopfform in der Ausbildung von im Verhältnis zum Rumpf langen und schlanken Armen und Beinen (Dolichostenomelie: Langschmalgliedrigkeit), Fingern (Arachnodaktylie: Spinnengliedrigkeit) und Füßen. Bei der oft im Verhältnis zum Rumpfskelett dysproportionierten Langgliedrigkeit dient der Quotient aus Armspannweite und Körpergröße als weiterer Hinweis auf das Marfan-Syndrom.

Im Brustkorbbereich kommen Einziehungen oder Ausstülpungen des Brustbeins (Sternum), respektive Trichterbrust (Pectus excavatus) bzw. Kielbrust (Pectus carinatum) vor. Seltener finden sich sog. Einsinkungen der Hüftgelenke (Protrusio acetabuli) und Zehendeformitäten wie Hammer- und Krallenzehen.

Andere Veränderungen am Bewegungsapparat sind wesentlich durch die relative Bandschwäche (Laxität) verursacht und daher an Orten der maximalen Belastung am häufigsten. So führt die kontinuierliche Belastung im Vergleich zu Nichtbetroffenen häufiger zu einer Aufhebung der Fußgewölbe und damit zum Auftreten von Knick-Senkfüßen (Pes planovalgus). Weitere Komplikationen sind durch die häufig vorhandene Überstreckbarkeit der Gelenke bedingt. Nach aktuellem Stand der Literatur treten Ausrenkungen (Luxation) der großen Gelenke wie der Schultern, Hüften oder der Kniegelenke beim klassischen Marfan-Patienten nicht häufiger als bei sonst gesunden Individuen auf. Eine Ausnahme sind aber häufig sich wiederholende (habituelle) Ausrenkungen der Kniescheibe (Patella) bei vorhandener Überbeweglichkeit der Patella. Diese wird durch eine Überlänge der Patellasehne mit Patellahochstand und häufig nachweisbarer Unterentwicklung der Kniestreckermuskulatur verursacht.

Sehr komplex sind die Probleme, die im Bereich der Wirbelsäule auftreten können. Neben dem Wirbelgleiten (Spondylolyse bzw. Olisthesis) bilden sich häufig Seitenverkrümmungen mit einer Rotation (Skoliose) und Buckelbildung (Hyperkyphose) der Wirbelsäule aus, welche dann fast immer einer konsequenten Behandlung bedürfen und daher im Folgenden nochmals gesondert abgehandelt werden.

▌ Skoliose (Seitenverkrümmung der Wirbelsäule)

Eine Skoliose ist eine Seitenverbiegung der Wirbelsäule, die zusätzlich mit einer Rotation und im späteren Stadium Deformation der einzelnen Wirbelkörper einhergeht. Diese Veränderungen werden durch die relative Bandschwäche und das unkontrolliert schnelle Wachstum im Kindesalter bei den Marfan-Patienten begünstigt. Die Verbiegungen können dabei alle Abschnitte der Wirbelsäule betreffen. Typisch beim Marfan-Syndrom sind meist zwei Skoliosekurven, also eine S-Form der Skoliose, wobei am häufigsten die Brustregion (thorakal) und Lendenregion (lumbal) betroffen sind (Abb. 21).

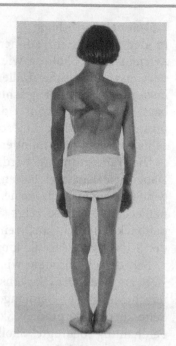

Abb. 21. Bild einer Skoliose

Klinisch führen die Skoliosen durch das muskuläre Ungleichgewicht zu Verspannungen und Rückenschmerzen. Im Extremfall können auch neurologische Ausfälle auftreten. Beim Marfan-Syndrom treten Skoliosen meist in früherem Alter als die sog. idiopathischen (unklarer Ursache) Skoliosen auf. Sie sind außerdem meist ausgeprägter, rigider, schmerzhafter und durch das schnelle Körperwachstum rascher fortschreitend.

Etwa 50–60% der Patienten mit Morbus Marfan entwickeln eine solche Skoliose, wobei davon nur etwa ein Drittel aufgrund der Ausprägung einer weiteren orthopädischen Behandlung bedarf.

Dennoch sollte jeder Marfan-Patient möglichst früh auf das Vorliegen einer Skoliose untersucht werden. Dabei werden derzeit bei Kindern mindestens einmal jährlich und in Wachstumsschüben sogar halbjährliche Kontrollen empfohlen.

Sollte bei den Untersuchungen bis zum Wachstumsabschluss kein Zeichen einer Skoliose aufgetreten sein, ist eine spätere Entwicklung eher unwahrscheinlich. Sie ist allerdings auch im Erwachsenenalter nicht völlig ausgeschlossen.

▌ Skolioseuntersuchung

In der Rückansicht können je nach Ausprägung bereits typische Zeichen einer Skoliose wie etwa ein einseitiger Schulterhochstand oder asymmetrische Taillendreiecke erkannt werden. Dabei wird insbesondere darauf geachtet, ob die Wirbelsäule lotgerecht aufgebaut ist, d.h. ein vom Dornfortsatz des 7. Halswirbels (Vertebra prominens) gefälltes Lot sollte direkt in den Längsverlauf der Gesäßfalte (Rima ani) münden.

Die Verkrümmung wird im sog. Vorbeugetest noch deutlicher. Dabei neigt sich der Patient bei gestreckten Kniegelenken mit hängenden Armen nach vorne. Aufgrund der Rotationskomponente einer echten Skoliose zeigt sich spätestens dann ein einseitiger Rippenbuckel und oft auch ein gegenseitiger Lendenwulst als Zeichen der S-förmigen Gegenkrümmung.

Bei den klinischen wie radiologischen Untersuchungen muss stets auch auf den Beckenstand geachtet werden, da deutliche Unterschiede in der Beinlänge durch Absinken des Beckens zu einer Seite auch höhergradige Skoliosen vortäuschen können. Nur durch Fehlhaltung bedingte Skoliosen lassen sich durch ausgleichende Maßnahmen dabei komplett aufheben.

Der klinischen Untersuchung sollte bei Verdacht auf eine Skoliose eine Röntgendiagnostik folgen. Dabei sollte zur Einteilung des Schweregrads die gesamte Wirbelsäule in der Frontal- und Seitenansicht auf einem Röntgenbild dargestellt sein. Die Einteilung des Schweregrades ist abhängig von dem Winkel der Seitenverkrümmung und wird in einer Gradzahl nach Cobb bezeichnet. Je höher sich dabei der Krümmungswinkel in der Gradeinteilung nach Cobb darstellt, desto gravierender ist in der Regel die Skoliose. Allerdings spielen hier noch weitere wichtige Komponenten eine Rolle, wie u.a. das Alter des Patienten, die zu erwartende Endgröße in Verbindung mit der Wachstumsgeschwindigkeit und die oben erwähnte Lotstellung der gesamten Wirbelsäule.

Wegen der relativen Bandschwäche (Laxität) beim Marfan-Syndrom sind rasch fortschreitende Verläufe leider häufiger als bei vielen Skoliosen anderer Ursachen.

Eine geringgradige Verkrümmung kann also beim Marfan-Kind durchaus noch zu einer sehr schweren Ausprägung einer Skoliose führen, wohingegen beim Erwachsenen mit einer milden Skoliose

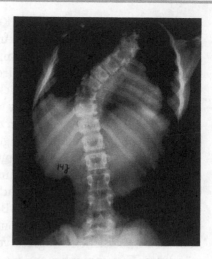

Abb. 22. Röntgenbild einer Skoliose

eine Zunahme der Verkrümmung aufgrund der zunehmenden Steifigkeit der Wirbelsäule immer unwahrscheinlicher wird.

▌ Therapie der Skoliose

Der Schweregrad einer Skoliose entscheidet über das Therapiekonzept. Da nichtbehandelte Skoliosen später fast immer auch Beschwerden verursachen, vor allem Rückenschmerzen, aber auch Einschränkungen der Lungenfunktion, sollte beim Marfan-Patienten schon bei den allerersten Anzeichen eingegriffen werden. Allgemein gilt, dass Skoliosen bis 20° nach Cobb mit haltungsschulender Krankengymnastik behandelt werden können, parallel aber engmaschig kontrolliert werden müssen. Bei Verkrümmungen über 20° oder schnellem Fortschreiten der Verkrümmung reicht Krankengymnastik alleine nicht mehr aus, um eine weitere Deformität zu verhindern.

▌ **Korsettbehandlung.** Ein Korsett wird generell bei Gradzahlen zwischen 20° und 40° notwendig. Die Indikation sollte dabei großzügig und frühzeitig gestellt werden. Es handelt sich dabei um eine nach Gipsabdruck und Modell individuell gefertigte Kunststoffmanschette, die mehr oder weniger den gesamten Rumpf umfasst und mit strategisch positionierten Pelotten die Wirbelsäule aufrichtet. Korrekt eingesetzt, kann so beim Kind eine Verschlechterung der Skoliose aufgehalten und in optimalen Fällen sogar leicht korrigiert werden. Leider muss dazu das Korsett 23 h am Tag bzw. bei Nacht getragen werden und darf nur kurz zur Körperpflege, zum An- und Ausziehen und ggf. zum Schwimmen oder Schulsportunterricht abgelegt werden. Anderenfalls wird die Wirbelsäule wieder in ihre vorbestehende Krümmung zurückfallen.

Das Korsett muss konsequent bis zum Abschluss des Wachstumsalters getragen werden. Also derzeit bei Mädchen etwa bis zum 14. bzw. 15. Lebensjahr und bei Jungen bis zum 16. bzw. 17. Lebensjahr.

Sofern eine operative Therapie vom Patienten abgelehnt wurde oder aus medizinischen Erwägungen nicht möglich ist, muss auch beim Erwachsenen mit höhergradigen Verkrümmungen über 30°/40° ein Korsett eingesetzt werden. Bei so schweren Skoliosen ist auch beim Erwachsenen und insbesondere beim Morbus Marfan von einem kontinuierlichen Progress von ca. 1–2° pro Jahr bis zum vollständigen Zusammenbruch des Gleichgewichtes von Wirbelsäule und Muskulatur (Dekompensation) auszugehen.

▌ **Operative Therapie.** Bei höhergradigen Skoliosen ist eine operative Korrektur notwendig, um eine weitere Verschlechterung mit den oben beschriebenen Folgen zu vermeiden. In der Literatur wird dabei als Grenze oft 40° nach Cobb angegeben. Bei sehr raschem Progress oder zusätzlich ungünstigem Seitenprofil, also insbesondere bei Minderung der Normbiegungen der Brustwirbelsäule (Hypokyphose/Lordose), sollte auch bei geringergradigen Skoliosen frühzeitig die Indikation zur operativen Korrektur gestellt werden. Nur dann kann auch diese sehr ungünstige Beeinflussung der Hypokyphose gut korrigiert werden.

Generell gibt es einige unterschiedliche Operationsmethoden zur Korrektur einer Skoliose. Allen gemein ist die Aufrichtung der Wirbelsäule durch Einbringen von Schrauben und Metallstäben. Zusätzlich werden einige Wirbel durch Entfernung der deformierten Bandscheiben miteinander knöchern versteift, so dass in Abhängigkeit der Skolioseform und Skoliosestrecke eine kürzer- oder längerstreckige Bewegungseinschränkung der Wirbelsäule daraus resultiert. Gerade bei Marfan-Patienten kann dies aber durch die häufige Überbeweglichkeit in den Hüftgelenken gut ausgeglichen werden.

Manchmal reicht ein alleiniger Zugang entweder vom Rücken oder von vorne heraus, um eine ausreichende Korrektur zu erzielen. Bei sehr steifen oder hochgradigen Skoliosen muss aber häufig sowohl vom Rücken als auch von vorne über den Brust- oder Bauchraum eine Lockerung (Release) der Wirbelsäule vorgenommen werden. Der ideale Operationszeitpunkt liegt generell bei Skoliosen um das 13./14. Lebensjahr, da dann der Längenverlust durch ausbleibendes Restwachstum nach der Versteifung sehr gering gehalten werden kann.

▌ **Komplikationen.** Die Skolioseoperationen sind im Ergebnis grundsätzlich sehr erfolgreich. Problematisch ist ein erhöhtes Risiko für Marfan-Patienten durch den vergleichsweise hohen Blutverlust. Da die Gefäße der Marfan-Patienten nicht die übliche Elastizität zeigen, kommt es bei ihnen durch mangelnde Kontraktion zu höheren Blutverlusten als bei nichtbetroffenen Patienten, verbunden mit höherer Belastung des Herz-Kreislauf-Systems.

Da die Skoliosen beim Marfan-Syndrom eher zu den sehr steifen (rigiden) zählen, muss auch das Risiko von neurologischen Komplikationen nach der Operation etwas höher eingestuft werden als bei anderen Skoliosepatienten.

▌ Kyphose/Lordose
(Verkrümmungen der Wirbelsäule in der Seitenansicht)

Neben der Seitenverbiegung in der Frontalebene sind die Skoliosen beim Marfan-Syndrom meist auch mit Verkrümmungen in der Seitenansicht kombiniert. Dabei wird eine übermäßige Buckelbildung als Hyperkyphose und eine übermäßige Hohlrückenbildung als Hyperlordose bezeichnet. Die Verkrümmungen können sowohl im Brustwirbel- als auch im Lendenwirbelbereich in beide Richtungen ausgeprägt sein.

Beim Morbus Marfan sind Hyperkyphosen vor allem im Brustwirbelbereich am häufigsten. Diese können zum Teil so ausgeprägt sein, dass die Hauptbeschwerden allein hierdurch verursacht werden. Typischerweise ist die S-förmige Skoliose im Brust-Lenden-Übergang der Wirbelsäule mit einer kyphotischen Komponente kombiniert. Die seltener vorkommende rein rechts konvexe Skoliose der Brustwirbelsäule ist meist eher mit einer lordotischen Komponente besetzt.

Die Diagnostik erfolgt analog zur Skoliosediagnostik mit klinischer Untersuchung in der Seitenansicht und radiologischer Darstellung der gesamten Wirbelsäule in der Seitenansicht. Der normale Kyphosewinkel im Brustbereich beträgt ca. 50°. Darüber hinaus spricht man in der Regel von einer Hyperkyphose.

▌ Veränderungen des Brustkorbs

Weitere häufigere Skelettveränderungen beim Morbus Marfan im Bereich des Brustkorbs betreffen Verformungen des Brustbeins (Sternum). Dabei wird die Trichterbrust (Pectus excavatus: Einziehung des Brustbeins) von der Kielbrust (Pectus carinatum: Ausstülpung des Brustbeins) unterschieden. Diese Verformungen kommen auch häufig unabhängig vom Marfan-Syndrom vor und sind immer ganz unterschiedlicher Ausprägung.

In der Regel entsteht durch die Verformung keine medizinische Gefahr oder Behinderung für den Patienten. Während die Kielbrust fast nie ein Problem verursacht, kann bei einer extrem ausgeprägten Trichterbrust in Ausnahmefällen durch die Bedrängung und relative Enge im Brustkorb die Lungentätigkeit oder Herzfunktion beeinträchtigt werden.

Die Brustbeindeformitäten sind Blickdiagnosen. Bei sehr ausgeprägten Formen sollten aber bei entsprechender Anamnese neben der radiologischen Diagnostik mittels Röntgen und einer Computertomographie des Thorax auch organspezifische Tests durchgeführt werden, z.B. EKG-Untersuchung des Herzens, Herzultraschall und eine Lungenfunktionsüberprüfung.

▌ Therapie Trichter-/Kielbrust

In den meisten Fällen besteht keine zwingende medizinische Notwendigkeit zur Behandlung der Brustbeinverformungen. Abgesehen von den wenigen Fällen mit Beeinträchtigung innerer Thoraxorgane führt im Erwachsenenalter insbesondere der kosmetische Aspekt zum Therapiewunsch der betroffenen Patienten.

Die Trichterbrust kann derzeit nur operativ mit Erfolg beseitigt werden, so dass die damit verbundenen Risiken immer in Relation zur meist psychischen Beeinträchtigung des Patienten diskutiert werden sollten. Physiotherapeutisch kann eine Trichterbrust nicht korrigiert werden, allerdings können begleitende Atemtherapie und Haltungsschulung zur Verbesserung der Lungenkapazität und Vermeidung von muskulärem Ungleichgewicht sinnvoll sein.

Eine operative Korrektur sollte um das 10. bis 14. Lebensjahr durchgeführt werden. Zu frühe Eingriffe neigen eher zum Korrekturverlust. Bei zu spät durchgeführten Eingriffen verhindert meist die zunehmende Steifigkeit des Brustkorbes einen optimalen Korrekturerfolg.

Es gibt zahlreiche unterschiedliche operative Verfahren. Das Prinzip besteht darin, das Brustbein und die angrenzenden Rippen zu mobilisieren und anzuheben. Die Korrektur wird dann meist durch eine gebogene Metallspange gehalten, welche nach ca. 6 Monaten in einem kleineren Eingriff wieder entfernt wird. Unter der Voraussetzung einer Operation im optimalen Alter sind die Korrekturergebnisse meist sehr zufriedenstellend, wobei häufig noch eine kleine Restdeformität erkennbar bleibt.

Bei der Kielbrust treten fast nie medizinische Komplikationen auf. Hierbei entscheidet ebenfalls der kosmetische Aspekt über das weitere Prozedere. Neben speziellen Korsetts, die frühzeitig eingesetzt durch Druck von außen eine Korrektur erreichen können, besteht auch hier die Möglichkeit einer operativen Korrektur.

Durch Verformung der Rippen führen auch Skoliosen der Brustwirbelsäule zu Verformungen des Brustkorbs. Bei einer frühzeitigen Korrektur der Skoliose im Kindesalter kommt es in der Regel auch zur Korrektur der Rippenverformungen.

▌ Veränderungen der Füße

Auch bei den Füßen der Marfan-Patienten gibt es eine große Bandbreite an unterschiedlichsten Formen bzw. Deformitäten. Als typisch· beschrieben wird eine recht lange und schlanke Form der Füße. Meist findet sich eine überlange Großzehe. Im Bereich der Füße kann es durch die relative Schwäche der Band- und Muskelführung zum schrittweisen Absinken des Fußlängsgewölbes bis hin zum vollständigen Plattfuß kommen. Dabei berühren im Extremfall die Knochen der Fußinnenkante beim Auftreten den Boden.

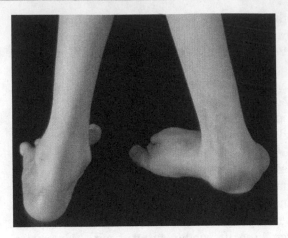

Abb. 23. Veränderungen der Fußgelenke

Bei der Veränderung der Sehnenführung und des Muskelzugs kommt es dann zu einer zunehmenden Außendrehung (Abduktion) des Vorfußes und damit zur Knickfußkomponente beim Abrollvorgang. Zusätzlich können daraus auch Deformitäten der Zehen wie Hammer- oder Krallenzehen entstehen. Aus dieser Fehlbelastung und Fehlstellungen resultieren dann häufig die Beschwerden der Patienten mit Schmerzen unter Belastung und Druckstellen (Clavusbildung: Hühneraugen). Ein häufiges Problem stellt für viele Marfan-Patienten mit solchen Deformitäten daher auch die Suche nach geeigneten Schuhen dar.

Die Diagnose erfolgt durch klinische Untersuchung, vor allem Betrachtung der Füße unter Belastung und Röntgenuntersuchungen.

▍ Therapie bei Fußdeformität

Ein durchaus großer Anteil der Marfan-Patienten hat in ihrem Leben keine nennenswerte Fußdeformität entwickelt. Deswegen wird derzeit keine prophylaktische Therapie wie beispielsweise eine Einlagenversorgung empfohlen.

Prinzipiell sollte aber beim Schuhkauf besonders auf eine optimale Passform geachtet werden. Schuhe mit hohen Absätzen sind generell nicht empfehlenswert, da hierbei eine deutliche Überlastung des Vorfußes resultiert, die beim Marfan-Syndrom durch die relative Schwäche des Gewebes unter Umständen rascher als üblich zu einer Spreizfußverformung führen kann.

Bei ersten Anzeichen eines Knick-Senkfußes sollte immer eine geeignete Versorgung angestrebt werden, um später strukturelle knöcherne Verformungen zu vermeiden. Bei milden Formen wird eine langsohlige Schaleneinlage mit guter Abstützung der Fußinnenseite (Sustentakulumstütze und z. B. Suppinationskeil) empfohlen. Dabei sollte die Einlage im Bereich des Rückfußes mit der innenseitigen Abstützung aus einem festen Material sein. Ungeeignet sind Weichschaumeinlagen, da diese in der Regel im Schuh durch das Körpergewicht schnell auswalzen und damit jeden stützenden Effekt verlieren.

Bei ausgeprägterem Knick-Senkfuß reichen Einlagen oft nicht mehr aus, so dass eine Unterschenkelschiene (Orthese) mit dadurch verlängertem Hebel eingesetzt werden muss. Alle oben genannten Versorgungen sollten zwingend nach einem Gipsabdruck individuell gefertigt werden, um die optimale Korrektur zu erreichen und Druckstellen zu vermeiden. Ziel der Einlagen/Orthesenversorgung ist es, neben der Aufhebung von Fehlbelastungen und daraus resultierenden Schmerzen spätere zum Teil aufwändige Operationen zu vermeiden. Je früher im Wachstum daher behandelt wird, desto seltener kommt es zu einem knöchernen Fehlwachstum mit dann zunehmender Festigkeit (Rigidität) der Fußfehlstellung.

Operative Verfahren beinhalten oft eine Kombination von knöchernen und weichteiligen Eingriffen zur Rekonstruktion des Fußgewölbes. In der Regel wird eine Verlängerung der Fußaußenseite mit einem Knochenspan aus dem Becken zur Korrektur der Vorfußabweichung vorgenommen und mit Sehnenumsetzungen zur besseren Stützung des Fußgewölbes kombiniert. Zusätzlich müssen beim Marfan-Syndrom auch manchmal Gelenkversteifungen (Arthrodesen) durchgeführt werden. Bis zur endgültigen Ausheilung ist meist noch eine Zeit lang nach der Operation eine Einlagen- bzw. Orthesenversorgung notwendig.

Operationen sollten frühestens ab dem 8. Lebensjahr und nur nach Ausschöpfung der konservativen Verfahren durchgeführt werden.

Bei den Krallen- und Hammerzehendeformitäten steht bei noch flexiblen und semirigiden Veränderungen die operative Wiederherstellung des Muskelgleichgewichts, also ein Weichteileingriff, im

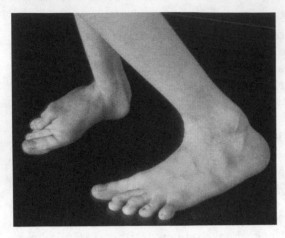

Abb. 24. Fußgelenke und Zehen

Vordergrund. Bei rigiden, nicht mehr passiv korrigierbaren Fehlstellungen müssen dann schon knöcherne Korrekturen mit partiel-
ler Entfernung der Zehenknöchelchen durchgeführt werden.

Bedeutsam ist immer die Korrektur der zugrunde liegenden
Fehlstellung des Fußes (z.B. Plattfuß), da eine alleinige Korrektur
der Zehen ohne Berücksichtigung der Primärstörung erneut zu
denselben Fehlstellungen führt.

Hüfte: Protrusio acetabuli

P. RIEGER, F. KNÖFLER

▌ Was ist eine Protrusio acetabuli und wie entsteht sie?

Bei der Protrusio acetabuli kommt es zu einer Vorwölbung der
Hüftgelenkspfanne (Acetabulum) und des Hüftkopfes (Caput femoris) nach innen in das Becken (Medialisierung). Es ist zwischen
der *primären* Form, die eine Verknöcherungsstörung des Beckens
während der Pubertät darstellt, und der als Folge anderer Erkran-

kungen auftretenden *sekundären* Form zu unterscheiden. Bei der sekundären Form ist die Ursache der Vorwölbung stets ein Missverhältnis zwischen knöcherner Belastbarkeit und tatsächlich stattfindender Belastung. 1978 wurde die Protrusio acetabuli erstmals auch bei Patienten mit Marfan-Syndrom beschrieben, hier ist die Ursache in erster Linie in der Veränderung der Mikrofibrillenstruktur zu suchen. Die Verminderung der Knochensubstanz selbst scheint dagegen nur von untergeordneter Bedeutung zu sein.

Größere Studien haben gezeigt, dass bei etwa einem Drittel der Marfan-Patienten mit einer Protrusion zu rechnen ist. Meist sind dabei beide Hüftgelenke betroffen. Es gibt jedoch auch Untersuchungen, die von einem Auftreten der Protrusio acetabuli beim Marfan-Syndrom in bis zu 80% der Fälle berichten.

Grundsätzlich kann diese Veränderung in jedem Alter auftreten, wird jedoch überwiegend bei Patienten über 30 Jahren festgestellt. Tritt die Protrusion bereits im Kindesalter auf, ist mit schwerwiegenderen Verläufen zu rechnen.

▌ Welche Beschwerden verursacht eine Protrusio acetabuli und wie wird sie diagnostiziert?

Zu Beginn der Protrusion sind die meisten Patienten in der Regel beschwerdefrei. Deshalb wird die Veränderung häufig erst spät erkannt. Auch im fortgeschrittenen Stadium ist nicht immer mit Schmerzen zu rechnen. Bei einem Teil der Patienten jedoch kommt es infolge der Formveränderung der Hüftpfanne dort zu sekundären Abnutzungserscheinungen mit Knorpelabrieb im zentralen Gelenkbereich und Deformierungen des Hüftkopfes. Man spricht dann von einer *Protrusionskoxarthrose* (Vorwölbungsarthrose des Hüftgelenks). Erste Anzeichen einer sekundären Arthrose sind Anlaufschmerz im Hüft-, Oberschenkel- oder Kniebereich und verminderte Belastbarkeit des betroffenen Beins. Hinzu kommt eine zunehmende Einschränkung der Beweglichkeit des Hüftgelenks, zu Beginn für die Dreh-, Streck- und Abspreizbewegungen. In späteren Stadien kommt es zusätzlich auch zu Ruhe- und Nachtschmerz, Verlust der schmerzfreien Gehstrecke und fortschreitender Bewegungseinschränkung bis hin zu völliger Einsteifung. Erwähnt sei

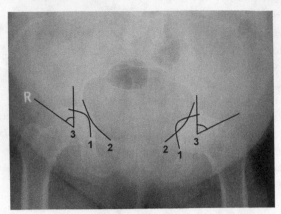

Abb. 25. Protrusionskoxarthrose beidseits: **1** iliopektineale Linie, **2** Azetabularlinie, **3** Zentrum-Erker-Winkel. Die Abbildung zeigt die Protrusion beider Hüftgelenke, vor allem der linken Hüfte (*im Bild rechts!*). Der Zentrum-Erker-Winkel beträgt an der linken Hüfte 60°, rechts 50°. Links (*im Bild rechts!*) überkreuzt die Azetabularlinie die iliopektineale Linie

ebenfalls, dass es bei ausgeprägter beidseitiger Pfannenvorwölbung der Frau zu einer Einengung des kleinen Beckens und damit zu mechanischen Behinderungen kommen kann; dies ist in der Geburtshilfe von Bedeutung.

Neben den typischen Beschwerden ist das wegweisende diagnostische Hilfsmittel das *Röntgenbild*. Hier lässt sich deutlich das Hineintreten des Pfannengrunds in das Becken erkennen. Festgelegte Messlinien helfen bei der Bestimmung des Schweregrads der Protrusion (Abb. 25).

■ Welche Behandlungsmöglichkeiten gibt es?

Die Auswahl der geeigneten Therapie hängt maßgeblich vom Stadium der Vorwölbung (Protrusion) und den eingetretenen Beschwerden ab. Bestehen keine oder kaum Schmerzen, ist eine abwartende Haltung gerechtfertigt, da nicht immer eine sekundäre Arthrose auftritt. Bei nachgewiesener Protrusion sind Röntgenkontrollen alle 2 Jahre empfehlenswert, bei zunehmenden Beschwerden auch in engeren Abständen. Treten Schmerzen auf, sind zunächst konservative (nichtoperative) Maßnahmen angezeigt. Diese reichen von einer an-

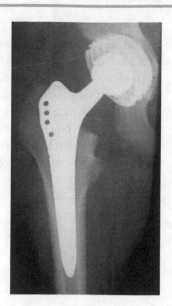

Abb. 26. Hüftendoprothese (Schraubpfanne, zementfreier Schaft)

gepassten medikamentösen Schmerztherapie über physikalische Maßnahmen (Krankengymnastik, Elektro- und Hydrotherapie) und Gewichtsreduktion bis hin zu orthopädietechnischen Hilfsmitteln (z. B. Schuhzurichtungen, Gehhilfen). Der Patient sollte das erkrankte Gelenk in Bewegung halten und moderat beanspruchen.

Bei fortgeschrittener Arthrose mit entsprechend ausgeprägten Schmerzen, Verlust der schmerzfreien Gehstrecke und begleitender Bewegungseinschränkung kommen operative Maßnahmen zum Einsatz.

Während im Kindesalter noch der operative Verschluss der Wachstumsfugen des Beckens (Epiphyseodese) erfolgreich sein kann, bieten im Erwachsenenalter Gelenk erhaltende Maßnahmen wie z. B. die Umstellungsoperation des Oberschenkelknochens wenig Aussicht auf anhaltende Schmerzlinderung. Daher ist die Operation der Wahl bei der Protrusionskoxarthrose des Marfan-Syndroms der endoprothetische Gelenkersatz, also die Versorgung mit einem künstlichen Hüftgelenk (Abb. 26). Dieser Eingriff wird auch vereinzelt bereits im Kindes- und jungen Erwachsenenalter durchgeführt, wenn die Wachstumsfugen bereits verschlossen sind. Technische Schwierigkeiten kann aufgrund des ausgedünnten Pfannen-

bodens die Verankerung der künstlichen Pfanne am Becken bereiten, deshalb sind hier regelmäßig plastisch aufbauende Maßnahmen, in der Regel mit körpereigenem Knochen, und gelegentlich
auch der Einsatz von Spezialimplantaten notwendig.

Für den Ersatz des Hüftgelenks liegen mittlerweile ausgezeichne-
te Langzeitergebnisse vor. Die Standzeiten der Kunstgelenke sind
jedoch gerade bei jüngeren Menschen, die ihr Gelenk entsprechend
stärker beanspruchen, begrenzt. Daher sollte der Zeitpunkt für eine
Operation nicht zu früh gewählt werden.

10 Kieferorthopädie

W. Steinhilber

▌ Der Schmalkiefer beim Marfan-Syndrom – Platzmangel für die bleibenden Zähne

Der Schmalkiefer mit eng stehenden Zähnen ist ein diagnostisches Nebenkriterium für das Marfan-Syndrom. Es ist leicht verständlich, dass ein schmaler Kopf nur einen schmalen Kiefer aufnehmen kann und damit in der Breite weniger Platz für die Zähne bietet.

▌ Wie viele Zähne hat der Mensch?

Jeder Mensch sollte 20 Milchzähne und 32 bleibende Zähne bekommen. Der Durchtritt der Milchzähne beginnt mit 6 Monaten mit den mittleren Schneidezähnen und ist mit 24 Monaten mit den zweiten Milchbackenzähnen abgeschlossen. Es sind dann in jeder Kieferhälfte des Ober- und Unterkiefers je 5 Zähne vorhanden. Die Milchzähne sind recht klein. Sie stehen zunächst dicht nebeneinander, im Laufe der Zeit treten Lücken auf. Dies ist unbedingt notwendig, denn die bleibenden Zähne sind erheblich breiter als die Milchzähne.

Bei unseren Marfan-Kindern kann es vorkommen, dass Milchzähne noch nicht auf Lücke stehen, wenn sie ausfallen. Die bleibenden Zähne kommen dann mit Drehstellung aus ihrer Lage im Kieferknochen durch die Schleimhaut hindurch. Oft stehen sie etwas vor oder hinter der Zahnreihe. In der Zeit des Zahnwechsels der Schneidezähne kommt es zu einem Wachstumsschub des Kiefers, so dass sich die Situation bessert. Behandlungsmaßnahmen sind zu diesem Zeitpunkt noch nicht erforderlich und nicht sinnvoll. Wichtig ist nur, Essen und Sprechen als Funktion aufrechtzuerhalten,

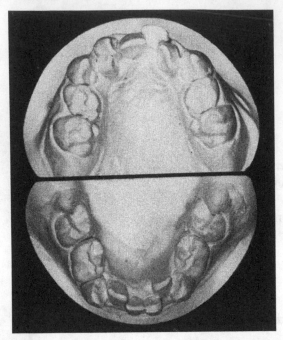

Abb. 27. Engstehendes Milchgebiss.(Quelle: Schulze C 1993. Lehrbuch der Kieferorthopädie, Bd 3. 2. Aufl. Quintessenz, Berlin)

weil dem Zungendruck von innen auf die Zahnreihe eine besondere Bedeutung für das Kieferwachstum zukommt.

▌ Wo stecken die Zähne?

Alle bleibenden Zähne sind längst im Kiefer angelegt, bevor sie mit dem Durchtritt beginnen. Die Verkalkung (Mineralisation) der bleibenden Schneidezähne und der ersten großen Backenzähne beginnt schon etwa zum Zeitpunkt der Geburt. Wenn jemand also Flecken oder Formstörungen von Schneidezähnen hat, ist dies schon sehr früh entstanden.

▮ Wie läuft der Zahnwechsel ab?

Der Durchtritt der bleibenden Zähne beginnt mit sechs Jahren mit dem ersten großen Backenzahn, dem Zahn 6, auch „Sechser" genannt. Dies wird nicht immer bemerkt, da dieser Zahn weit hinten im Kiefer sitzt und an den Milchzahn 5 anschließt. Der Zahnwechsel setzt sich mit den mittleren Schneidezähnen fort, meist im Unterkiefer beginnend. Jetzt fällt es deutlich auf, wenn nicht genügend Platz für die wesentlich breiteren bleibenden Zähne vorhanden ist (s. Abb. 27). Es besteht auch zu diesem Zeitpunkt noch kein Handlungsbedarf für eine kieferorthopädische Behandlung, eine Beratung und Dokumentation ist jedoch sinnvoll. Keinesfalls sollen ohne genaue Beurteilung und Behandlungsplanung Milchzähne entfernt werden. Beim vorzeitigen Verlust von Milchbackenzähnen sind Platzhaltervorrichtungen notwendig. Der Zahnwechsel zieht sich bis zum 12. Lebensjahr hin. Nachdem die 20 Milchzähne durch 20 bleibende Zähne ersetzt sind (der „Sechser" war schon zu Beginn des Zahnwechsels erschienen), kommt als letzter Zahn der zweite große Backenzahn, der „Siebener", und jetzt sollten 28 Zähne vorhanden sein.

▮ Was macht der Kieferorthopäde?

Die kieferorthopädische Behandlung hat das Ziel, für 28 Zähne ausreichend Platz im Kiefer zu halten oder zu schaffen. Der Platz muss gehalten werden, wenn es zum frühzeitigen Verlust von Milchzähnen kommt. Der Platz muss geschaffen werden, wenn ein Missverhältnis zwischen Zahnbreite und Kieferbreite besteht. Zu diesem Missverhältnis trägt bei Gesunden die sog. „Evolution" bei. Eigentlich ist jeder von uns größer als seine Großeltern. Mit dieser Größenzunahme scheint auch die Größenzunahme der Zähne einherzugehen. Die Kiefergröße dagegen scheint abzunehmen, da unsere Kautätigkeit abgenommen hat. Es kommt zum Missverhältnis zwischen Zahngrößen und Kiefergrößen, die immer weiter zunimmt.

Zur Platzschaffung im Kiefer stehen dem Kieferorthopäden herausnehmbare und fest sitzende Geräte zur Verfügung. Die Kieferdehnung und Kieferstreckung ist mit einem Wachstumsprozess verbunden, der Zeit in Anspruch nimmt. Die Behandlung kann nicht zu früh beginnen und soll mit dem Ende des normalen Zahnwechsels abgeschlossen sein. Aus der Größe des benötigten Platzes lässt sich die Behandlungszeit abschätzen, die sich meist über Jahre hinzieht.

▌ Was kann man bei extremem Platzmangel tun?

Bei sehr schmalem Kiefer und eher breiten Zähnen sollte man nicht versuchen, den notwendigen Platz für alle Zähne durch eine jahrelange kieferorthopädische Behandlung zu schaffen. Diese hohe zusätzliche Belastung ist insbesondere bei unseren Marfan-Kindern nicht gerechtfertigt.

Eine echte und anerkannte Lösung ist es, 24 Zähne im ordnungsgemäß gerundeten Zahnbogen zu erhalten, anstatt 28 Zähne in teilweise gestaffelter Stellung zu belassen. Die Alternative zu dieser Extraktionsbehandlung mit mäßigem Zeitaufwand wäre eine schier

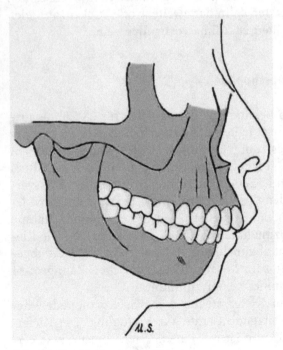

Abb. 28. Mandibuläre Retrognathie

endlose kieferorthopädische Behandlung mit dem Risiko, dass der Platz abschließend doch nicht reicht oder die Frontzahnreihe durch Backenzahnwanderung wieder zusammen geschoben wird.

Es werden üblicherweise die ersten kleinen Backenzähne, die „Vierer", gezogen. Niemals darf der Eckzahn entfernt werden, auch wenn er anfänglich noch so weit außerhalb der Zahnreihe durchzutreten scheint. Es würde dort die Wange einfallen. Bei zu kleinem Unterkiefer oder Unterkieferrücklage kann es sich ergeben, dass nur die Oberkieferzähne entfernt werden müssen, um den Oberkiefer gegenüber dem Unterkiefer zu verkleinern. Schädelbezügliche Kieferfehlbildungen, insbesondere die mandibuläre Retrognathie (Unterkieferrücklage) (Abb. 28) mit erheblich zu kleinem Unterkiefer und weitem Zurückstehen der Unterkieferzähne, sind mit kieferorthopädischen Mitteln kaum zu behandeln. Sehr oft steht hier eine operative Korrektur an.

█ Hat die kieferorthopädische Behandlung auch Risiken?

Ein Risiko ist die Lockerung von Zähnen und die Verkürzung von Zahnwurzeln bei festsitzenden Geräten, die bis zum Zahnverlust gehen kann. Durch langsamen Druck kann dies vermieden werden.

█ Wie steht es mit der Zahnpflege?

Die heutigen Zahnpflegeregeln gelten auch beim Marfan-Syndrom. Wichtig ist, dass bei fest sitzenden Geräten nach sauren Getränken und Obstsäften sofort mit Wasser nachgespült wird. Auch ohne Geräte soll nach Säften nicht sofort gebürstet werden. Säuren lösen den Zahnschmelz minimal an und die Bürste trägt diesen weichen Schmelz ab. Die Mineralisation regeneriert sich langsam durch den Speichelfluss.

▋ Was bedeutet Fluoridierung und Versiegelung?

Die Fluoridierung durch Pinselung dient der Härtung des Zahnschmelzes. Die „Versiegelung" der Fissuren (Spalten) vermeidet die Ansiedlung von Bakterien in diesen schwer zugänglichen Stellen. Beides ist unbedingt wichtig.

▋ Wunden und Antibiotika

Für Risikopatienten bedeuten schon kleine Wunden in der Mundhöhle die Gefahr einer Endokarditis (Entzündung der Herzinnenhaut). Ein Antibiotikum sollte bei allen Maßnahmen, die mit Blutungen im Mund verbunden sind, eingenommen werden, in erster Linie bei Extraktionen und Operationen. Bei kieferorthopädischen Geräten ist darauf zu achten, dass Schleimhautverletzungen vermieden werden. Auch professionelle Zahnreinigung ist mit Blutungen und Infektionsgefahr verbunden.

11 Duraektasie

H. Prüss

Da die beim Marfan-Syndrom vorhandene Störung des Bindegewebes den ganzen Körper betrifft, können auch neurologische Symptome auftreten. Noch vor wenigen Jahren war die zunehmende Erweiterung der Hauptschlagader das größte Problem. Durch die rasante Weiterentwicklung der chirurgischen Techniken und medizinischen Betreuung hat sich die Lebenserwartung der Patienten deutlich erhöht. Damit rücken auch neurologische Beschwerden immer mehr in den Blickpunkt.

▍ Was ist die Dura?

Gehirn und Rückenmark sind von zwei Hüllen aus Bindegewebe umgeben, wobei die innere zarte Hülle als weiche Hirnhaut und die äußere Hülle als harte Hirnhaut (Dura) bezeichnet wird. Die sehr widerstandsfähige Dura schützt zum einen vor mechanischen Schädigungen, zum anderen schließt sie das Nervenwasser (Liquor) ein und bildet zusammen mit dem Liquor eine Art Wasserbett für das zentrale Nervensystem. Im Bereich der Wirbelsäule bildet die Dura einen lang gezogenen Schlauch, der sich am unteren Ende kegelförmig verjüngt (Abb. 29). Zwischen den Wirbelknochen treten die Nervenfasern des Rückenmarks seitlich durch die Dura hindurch. Trotz ihrer Festigkeit ist die Dura von vielen elastischen Fasern durchsetzt und damit an die natürlichen Druckschwankungen im Nervenwasser und an Bewegungen der Wirbelsäule optimal angepasst.

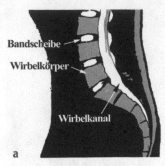
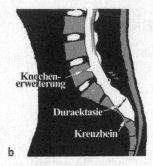

Abb. 29. Schematische Darstellung des unteren Abschnitts der Wirbelsäule mit Darstellung eines normalen Wirbelkanals (**a**) und einer Duraektasie bei einem Marfan-Patienten (**b**). Die Duraektasie kann dabei mehrere Zentimeter groß werden und zur Kompression der austretenden Nerven führen. Häufig findet sich auch eine starke Ausdünnung des Kreuzbeins und der Wirbelkörper (**b**). Knochenerweiterung in der Abbildung soll die Ausdünnung durch eine große Duraektasie zeigen, die dann oft nur einen Teil des Wirbelknochens erfasst

▮ Was ist eine Duraektasie und wie erfolgt die Diagnose?

Bei Patienten mit Marfan-Syndrom kommt es durch die Fehlbildung des Bindegewebeeiweißes *Fibrillin* zu einer Abschwächung der Elastizität der harten Hirnhaut. Als Folge erweitern die natürlichen Druckschwankungen im Liquor kontinuierlich die weniger elastischen Hirnhäute und können eine sog. Duraektasie (Ektasie: Erweiterung) bilden. Diese kann wiederum auf die Wirbelknochen und die aus dem Rückenmark austretenden Nervenbahnen drücken und auf diese Weise Schmerzen und Nervenschädigungen verursachen. Die Duraektasie wird zu den Hauptkriterien des Marfan-Syndroms gezählt, weil sie sehr spezifisch für diese Erkrankung ist und – je nach Studie – etwa 60–90% der Patienten betrifft.

Der Nachweis der Duraektasie erfolgt heute am sichersten mit der hoch auflösenden Magnetresonanztomographie (MRT, auch Kernspintomographie), da hiermit sogar bereits kleine Vorwölbungen der Hirnhaut erkannt werden können. Die Duraektasie tritt fast immer im unteren Rückenabschnitt oder am Kreuzbein auf, da hier der Druck des Nervenwassers beim stehenden Menschen am größten ist. Die Diagnose ist vor allem bei solchen Patienten hilfreich, bei denen andere typische Merkmale der Marfan-Krankheit fehlen oder gering ausgeprägt sind. Daher ist diese Untersuchung auch dann häufig sinnvoll, wenn keine Beschwerden bestehen. Die Schwere und Häufigkeit der Duraektasie nimmt mit dem Alter zu, was auf den immer länger wirkenden Druck des Liquors zurückgeführt wird. Im Gegensatz zu früheren Annahmen konnte kein Zusammenhang zwischen der Schwere von Duraektasien und der Ausprägung von Schädigungen der Hauptschlagader nachgewiesen werden.

❙ Welche Symptome der Duraektasie gibt es?

In vielen Fällen ist die Duraektasie ohne Beschwerden und wird nur als Nebenbefund bei einer bildgebenden Untersuchung entdeckt. In der aktuellen Literatur werden viele neurologische Symptome mit einer vorhandenen Duraektasie in Verbindung gebracht. Dazu gehören vor allem Schmerzen der unteren Wirbelsäule und des Kopfes, in die Beine ausstrahlende Schmerzen mit Taubheitsgefühlen oder Lähmungserscheinungen, aber auch Schmerzen im Becken- und Genitalbereich. Seltener wurde über Blasenstörungen oder Eingeweideschmerz berichtet. Dabei können diese Beschwerden durchaus von erheblicher Stärke sein und fast täglich auftreten und sich im Stehen verstärken.

Angesichts der Häufigkeit der Duraektasie bei Marfan-Patienten sind diese Symptome aber relativ selten und in vielen Fällen lassen sich die benannten Symptome auch nicht eindeutig der Duraektasie zuordnen. Schließlich können ausstrahlende Schmerzen und Taubheit auch bei anderen Krankheiten auftreten, wie beispielsweise dem Bandscheibenvorfall, der auch bei Nicht-Marfan-Patienten häufig ist. Ferner können Rückenschmerzen auch durch die bei Marfan-Patienten häufige Skoliose verursacht sein. Hier sollte stets ein mit dem Krankheitsbild vertrauter Neurologe hinzugezogen werden.

▍ Welche Behandlungsmöglichkeiten gibt es?

Bei der Duraektasie wird ein chirurgischer Eingriff heute sehr zurückhaltend in Betracht gezogen. Schließlich sind die operativen Möglichkeiten und Verbesserungen bei Duraektasien sehr begrenzt, da die aus dem Rückenmark abgehenden Nervenwurzeln oftmals von den erweiterten Hirnhäuten fest eingeschlossen sind. Im Vordergrund der Therapie stehen deswegen sowohl physikalische Maßnahmen wie Krankengymnastik oder Wärmeanwendungen als auch eine medikamentöse Schmerztherapie, die auf jeden einzelnen Patienten genau abgestimmt sein muss. Häufig ist auch eine begleitende stimmungsstabilisierende Therapie sinnvoll und erforderlich, die für viele Patienten den Umgang mit dieser chronischen Krankheit erleichtert.

In seltenen Fällen findet sich bei Marfan-Patienten ein starker Druckabfall des Nervenwassers, der wahrscheinlich durch den Austritt von Liquor durch feinste undichte Stellen der Hirnhaut bedingt ist. Die Folge können sehr starke Kopfschmerzen sein, die vor allem beim Aufrichten in den Stand auftreten und mit Schmerzmitteln kaum zu kontrollieren sind. In diesen Fällen sollte ein sog. Eigenblut-Patch durchgeführt werden. Dazu wird dem Patienten Blut entnommen und unter sterilen Bedingungen in das Gewebe um die undichte Stelle gespritzt. Das Blut gerinnt dann, verschließt das Leck und kann zu sofortiger Besserung der Schmerzen führen.

▍ Wie sieht die zukünftige Entwicklung aus?

Auch wenn die Entstehung der Duraektasie und ihre neurologischen Aspekte mittlerweile gut bekannt sind, bleiben noch einige Fragen zu lösen. Es ist z. B. unklar, ob eine Duraektasie schon bei Geburt bestehen kann oder sich erst später ausbildet. Des Weiteren fehlen genaue Zahlen über die Häufigkeit der Duraektasie bei anderen Erkrankungen. Wie häufig ist sie bei Kleinkindern, bei denen die Diagnose des Marfan-Syndroms doch am schwierigsten ist? Weitere Untersuchungen werden diese Fragen zu klären helfen und damit Entscheidungen erleichtern, wann und wie eine Therapie eingeleitet werden muss.

▌ **Zusammenfassung**

▌ Die Duraektasie ist bei Marfan-Patienten sehr häufig, wenn auch oft ohne Beschwerden.

▌ Symptome sind vor allem Schmerzen der Lendenwirbelsäule und des Kopfes, in die Beine ausstrahlende Taubheit oder Schwäche mit Gangstörungen, aber auch Schmerzen im Becken- und Genitalbereich.

▌ Nach Sicherung der Diagnose durch einen Neurologen ist bei Schmerzen vor allem eine medikamentöse Schmerztherapie effektiv.

12 Pneumothorax

Y. VON KODOLITSCH, M. RYBCZYNSKI

▌ Allgemeines

Ein Pneumothorax (Pneu = Luft, Thorax = Brustkorb) entsteht, wenn Luft in den Brustraum zwischen Lunge und Brustwand eintritt. Dieser Raum wird als Pleuraspalt bezeichnet. Im Pleuraspalt befindet sich ein dünner Flüssigkeitsfilm, der durch Unterdruck bewirkt, dass die Lunge an der Brustwand haftet. Wenn Luft in den Pleuraspalt dringt, reißt der Flüssigkeitsfilm, die Lunge verliert ihre Haftung mit der Brustwand und fällt zusammen.

Beim Marfan-Syndrom können sich kleine, blasenartige Ausstülpungen der Lunge entwickeln (Emphysemblasen). Wenn eine dieser Lungenblasen platzt, tritt Luft aus der Lunge in den Pleuraspalt und es entsteht ein Pneumothorax. Durch den Unterdruck im Pleuraspalt wird die Luft weiter aus der Lunge in den Pleuraspalt gesaugt, bis kein Unterdruck mehr vorhanden ist oder bis sich die Lungenblase von selbst verschließt. Ein kompletter Kollaps der Lunge tritt sehr selten auf und ist dann meistens durch einen Ventileffekt in der Öffnung der Lungenblase bedingt. Durch diesen Ventileffekt wird der Pleuraraum „aufgepumpt" und es entsteht ein Überdruck, der den betroffenen Lungenflügel vollständig zusammenpresst (Spannungspneumothorax). Der Überdruck im Pleuraraum kann auch andere Organe verdrängen und die Pumpfunktion des Herzens so beeinträchtigen, dass sich ein lebensbedrohliches Herz-Kreislauf-Versagen entwickelt.

Nur etwa 4% aller Patienten mit Marfan-Syndrom erleiden im Laufe ihres Lebens einen Pneumothorax. Fast alle Marfan-Patienten mit Pneumothorax haben vorher bereits Emphysemblasen in der Röntgenaufnahme der Lunge. Mehr als 60% der Marfan-Patienten, die einen Pneumothorax durchmachen, haben diesen entweder beidseitig oder mehrmals in ihrem Leben.

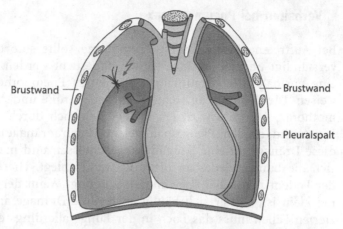

Abb. 30. Beispiel eines Pneumothorax mit Kollaps des rechten Lungenflügels bei intaktem linkem Lungenflügel. Durch das Platzen einer Emphysemblase (Blitz) kommt Luft in den Pleuraspalt, der sich zwischen Lunge und Brustwand befindet

▌ Symptome bei Pneumothorax

Auslöser eines Pneumothorax können Anstrengungen sein, die mit gesteigerter Atemarbeit einhergehen. Häufigstes Symptom des Pneumothorax ist ein stechender Schmerz, der bei tiefer Atmung zunimmt. Um diese Schmerzen zu vermeiden, atmen Betroffene möglichst flach und schnell. Es kann trockener Reizhusten auftreten. Manchmal tritt Luft ins Unterhautfettgewebe, die sich unter Entstehung knisternder Geräusche wegdrücken lässt (Hautemphysem). Der Herzschlag kann beschleunigt sein. Manchmal schleppt die Atmung auf der betroffenen Seite nach, was durch kleine und zeitlich verzögerte Atembewegungen auffällt. Als Zeichen von Sauerstoffmangel können sich zunächst die Lippen, später auch die Haut und die Schleimhaut bläulich verfärben (Zyanose).

Beim unkomplizierten Pneumothorax können die Beschwerden gering ausgeprägt sein, während ein Spannungspneumothorax innerhalb weniger Minuten zu einem dramatischen Krankheitsbild führt.

▌ Verhalten bei Pneumothorax

Bei Auftreten oben genannter Symptome sollte sofort ein Notarzt verständigt und die nächste Klinik aufgesucht werden. Meist reicht eine normale Röntgenaufnahme, um einen Pneumothorax nachzuweisen. Die Behandlung richtet sich nach Größe und Art des Pneumothorax. Meistens wird ein kleiner Schlauch durch die Haut der Brustwand in den Pleuraspalt gelegt (Pleuradränage). Dann wird diese Dränage an eine Saugung angeschlossen und man wartet, bis sich die Lunge wieder an die Brustwand anlegt. Hierbei verbringt der Patient meist 2–3 Tage an der Saugung. Wenn der Pneumothorax klein ist, legt er sich häufig auch ohne Dränage an. In komplizierten Fällen muss das Loch in der Lunge allerdings entweder verklebt (Pleurodese) oder chirurgisch verschlossen werden. Ein chirurgischer Verschluss ist häufig durch eine videoassistierte Thorakoskopie (VATS, Betrachtung der Brustfellhöhle) möglich, ohne dass die Lunge operativ offen gelegt werden muss.

Leistenhernie

V. Schumpelick, R. Schwab

▋ Allgemeines

Eine Hernie (Bruch) ist eine Ausstülpung des die Bauchhöhle aus-
kleidenden Bauchfells durch eine Lücke in der Bauchwand. Die
Leistenregion ist anatomisch durch eine muskelfreie Lücke (Leisten-
kanal) gekennzeichnet, durch welche beim Mann die Samenstrang-
gebilde und bei der Frau das sog. Mutterband treten. Beim Gesunden wird die Leistenkanalhinterwand durch eine stabile bindegewebige Faszie (aus elastischen und Bindegewebsfasern bestehende
Hülle von Muskeln oder Organen) gebildet. Ist die Stabilisierung jedoch unzureichend, tritt durch die Lücke (Bruchpforte) ein Bruchsack aus Bauchfell, in welchem meist Fettgewebe, jedoch auch
Darmschlingen, enthalten sein können. Der Leistenbruch ist beim
Husten und Pressen tastbar oder sichtbar und erscheint meist als
reponierbare (wegdrückbare) Vorwölbung der Bauchwand, die im
Liegen verschwindet. Diese Erkrankung ist sehr häufig, in Deutschland sind etwa 2–5% der Männer und 0,3–0,5% der Frauen von einem Leistenbruch betroffen. Für Patienten mit Marfan-Syndrom liegen keine sicheren epidemiologischen Daten vor, jedoch ist aufgrund der mikrofibrillären Erkrankung mit Bindegewebsschwäche
von einem sehr viel häufigeren Auftreten auszugehen.

▋ Risiken beim Leistenbruch

Die Hauptgefahr bei der Leistenhernie ist die Einklemmung des
Bruchinhalts, der sich dann nicht mehr problemlos in die
Bauchhöhle zurückverlagern lässt. Der eingeklemmte Leistenbruch
muss als Notfall operiert werden, der Eingriff duldet keinen Auf-

schub. Als Folge der Einklemmung (Inkarzeration) von Darmantei-
len kann es zu schwerwiegenden Komplikationen kommen. Eine
über mehrere Stunden bestehende Durchblutungsstörung des
Darms mit nachfolgender Perforation der Wand kann beispielsweise zu einer lebensbedrohlichen Bauchfellentzündung (Peritonitis)
führen. Für Patienten mit Marfan-Syndrom bestehen grundsätzlich
die gleichen Gefahren wie für andere Patienten. Falls jedoch aufgrund einer Herzklappen- oder Aortenersatzoperation eine Marcumarisierung oder andere Blutverdünnung durchgeführt werden
muss, ist das Gesamtrisiko einer Notoperation und die mögliche
Komplikationsrate um ein Vielfaches erhöht.

▮ Behandlung der Leistenhernie

Die Behandlungsmethode der ersten Wahl ist die Operation. Konservative Behandlungsversuche mit Bruchbändern und Miedern
sind schon über 4000 Jahre alt und ohne jegliche Heilungschance,
da sich eine Bruchlücke nicht spontan verschließen kann. Unter
Bruchbändern nehmen auch der Muskeltonus (Muskelanspannung)
der Bauchdecken und die Hautverhältnisse dauerhaften Schaden, so
dass eine spätere Hernienoperation deutlich erschwert sein kann.

▮ Operationsverfahren

Bei der operativen Behandlung wird zunächst die Hernie präpa-
riert, der Bruchinhalt in den Bauchraum zurückverlagert und der
Bruchsack abgetragen. Die Bruchpforte wird anschließend verschlossen. Dies erfolgt mit einer gedoppelten Nahtreihe oder wird
zusätzlich mit einem Kunststoffnetz verstärkt (Abb. 31). Hierbei
wird die Leistenkanalhinterwand so stabilisiert, dass die ursprüng-
lichen anatomischen Verhältnisse wieder hergestellt werden. Beide
konventionellen Operationsverfahren können im Regelfall problemlos in Lokalanästhesie (örtlicher Betäubung) durchgeführt werden.
   Ob die zusätzliche Verstärkung der Leistenkanalhinterwand mit
einem Netz durchgeführt werden muss, kann der Operateur während der Operation entscheiden. Bei guten körpereigenen Faszien-

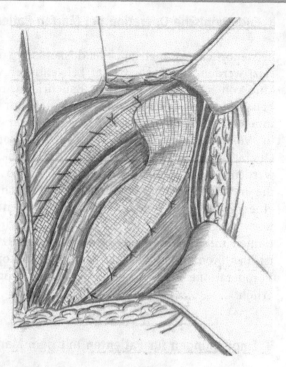

Abb. 31. Kunststoffnetz bei Operation einer Hernie

verhältnissen reicht die gedoppelte Nahtreihe für den langfristigen Bruchlückenverschluss meist aus. Finden sich jedoch ausgedünnte Faszien, die bei der Rekonstruktion nur eine unzureichende Stabilität gewährleisten würden, ist die Verstärkung mit einem Kunststoffnetz indiziert. Bei Marfan-Patienten liegt eine mikrofibrilläre Erkrankung vor, bei der gehäuft schwache Faszien zu erwarten sind. Deshalb wird es häufiger nötig sein, eine Netzverstärkung durchführen zu müssen, jedoch können kleine Hernien auch netzfrei versorgt werden. Nicht jeder Marfan-Patient braucht zwingend ein Kunststoffnetz.

Endoskopische Operation bei Marfan-Patienten

Leistenbrüche können auch endoskopisch (durch Spiegelung) operiert werden. Hierbei wird der Leistenbruch über eine Bauchspiegelung von innen, also aus dem Bauchraum, repariert. Nachdem der Bruchinhalt reponiert wurde, wird regelhaft ein Kunststoffnetz von innen über die Bruchpforten gelegt. Dieser Eingriff ist jedoch nur in Vollnarkose möglich. Grundsätzlich kann die endoskopische Operation auch bei Patienten mit Marfan-Syndrom durchgeführt werden. Es gilt jedoch, das erhöhte Risiko einer Vollnarkose und die möglichen Komplikationen einer Bauchspiegelung mit Anlage eines Pneumoperitoneums (die für das endoskopische Operieren notwendige Druckerhöhung mit CO_2-Gas im Bauchraum) bei Patienten mit Herzklappen- oder Aortenersatz abzuwägen. Weiterhin ist das Komplikationsrisiko einer endoskopischen Operation bei Voroperationen im Bauchraum wegen möglicher Verwachsungen erhöht.

Empfehlungen für Patienten mit dem Marfan-Syndrom

- Die geplante konventionelle Reparation einer Leistenhernie in Lokalanästhesie birgt nur ein geringes Risiko.
- Die Implantation eines Kunststoffnetzes ist auch bei Marfan-Patienten nicht immer erforderlich.
- Eine Marcumartherapie sollte rechtzeitig vor einer geplanten Hernienoperation auf Heparin umgestellt werden.
- Die früh elektive Operation einer asymptomatischen Hernie ist komplikationsärmer als der Notfalleingriff bei eingeklemmtem Leistenbruch.

14 Schwangerschaft

Y. VON KODOLITSCH, M. RYBCZYNSKI

Eine Schwangerschaft mit komplikationsloser Entbindung gesunder Kinder ist möglich, auch wenn eines der beiden Eltern am Marfan-Syndrom erkrankt ist. Ganz gleich, ob Mann oder Frau betroffen ist, besteht eine Wahrscheinlichkeit von 50%, dass das Kind mit Anlage zum Marfan-Syndrom zur Welt kommt. Der Verlauf kann beim Kind sowohl schwerer als auch leichter sein als bei den Eltern. Die 50%ige Wahrscheinlichkeit einer Erkrankung ihres Kindes besteht unabhängig davon, wie viele Kinder sie bereits geboren haben und ob diese das Marfan-Syndrom geerbt haben.

Aus unserer Sprechstunde kennen wir viele Paare, die ihren Kinderwunsch ganz unabhängig davon erfüllen wollen, ob das Kind ein Marfan-Syndrom hat oder nicht. Andere wollen ein Kind nur dann austragen, wenn sie sicher sind, dass es nicht erkrankt. In diesen Fällen kann durch eine sog. Präimplantationsdiagnostik in der befruchteten Eizelle ein erkranktes Marfan-Gen nachgewiesen werden, um die Schwangerschaft dann ggf. abzubrechen. Für dieses Verfahren muss allerdings vorher eine Mutation beim betroffenen Elternteil nachgewiesen worden sein.

Ist eine Schwangerschaft geplant, sollte diese zuvor mit dem Frauenarzt, Orthopäden und Kardiologen besprochen werden. Wenn die Ultraschalluntersuchung zeigt, dass die Körperschlagader der Patientin im Bereich der Aortenwurzel bereits über 40 mm aufgeweitet ist, besteht ein hohes Risiko, dass sich die Körperschlagader während der Schwangerschaft so weit aufdehnt, dass eine Notoperation erforderlich wird. Deshalb wird im Allgemeinen geraten, sich in diesem Falle entweder vor der Schwangerschaft an der Aortenwurzel operieren zu lassen oder auf eine Schwangerschaft zu verzichten. Das Schwangerschaftsrisiko ist ebenfalls hoch, wenn die Patientin bereits eine Dissektion der Körperschlagader erlitten hat oder andere Erkrankungen der Aortenklappe oder der Körperschlagader bestehen. Es muss beachtet werden, dass auch dann, wenn das Risiko der Schwangerschaft als niedrig eingestuft wird, keine unkomplizierte Schwangerschaft garantiert werden kann. Komplikationen an der Körperschlagader treten vor allem im letzten Drittel der Schwangerschaft auf; das Risiko bleibt bis 3 Monate nach der Entbindung erhöht.

Besteht eine Risikoschwangerschaft oder sollte die Patientin gegen ärztlichen Rat schwanger sein, muss sie sich unbedingt in ärztliche Betreuung begeben. Nur so besteht die Chance, dass Mutter und Kind die Schwangerschaft ohne Schaden überstehen.

Neuere Untersuchungen belegen, dass Todesfälle während der Schwangerschaft bei Müttern mit Marfan-Syndrom und ihren Kindern durch verbesserte medikamentöse Behandlung, verbesserte frauenärztliche Betreuung und moderne Operationstechniken fast immer verhindert werden können. Auch heute bleibt das Risiko, dass die Schwangerschaft frühzeitig beendet wird, erhöht und in etwa 7% aller Schwangerschaften ist mit dem Verlust des Kindes zu rechnen.

Während der Schwangerschaft sollte alle 4–6 Wochen eine Ultraschalluntersuchung des Herzens und der Aorta stattfinden. Wenn die gesamte Aorta dargestellt werden soll, sind die Ultraschalluntersuchung durch die Speiseröhre (TEE) oder die Magnetresonanztomographie (Kernspintomographie, MRT) am wenigsten belastend für das Kind. Zusätzlich sollte ein Betablocker, vorzugsweise Metoprolol oder Atenolol, eingenommen werden. Dieses Medikament kann allerdings Wehen auslösen und hat ein gewisses Risiko, dass das Kind unterversorgt wird. Deshalb empfehlen einige Autoren, Betablocker nur einzunehmen, wenn die Aortenwurzel über 40 mm weit ist.

Eine natürliche Geburt ist möglich, wenn die Mutter kein hohes Schwangerschaftsrisiko hat. Bei einer Risikoschwangerschaft sollte in der 26. Schwangerschaftswoche ein Medikament gegeben werden, das die Lungenreifung des Kindes beschleunigt. Die Mutter sollte dann zwischen der 28. und 32. Schwangerschaftswoche ins Krankenhaus aufgenommen werden, um das Kind durch Kaiserschnitt – möglichst in lokaler Betäubung – zur Welt zu bringen. Da das Risiko für Dissektionen der Körperschlagader bis zu 3 Monate nach der Entbindung erhöht ist, sollte die Mutter auch in diesem Zeitraum regelmäßige Ultraschalluntersuchungen anstreben und die Betablocker weiter einnehmen. Betablocker werden über die Milch an das Kind weitergegeben, haben aber kaum nachteilige Effekte auf das Neugeborene.

Orthopädische Probleme können durch eine Schwangerschaft negativ beeinflusst werden. Bei Patientinnen mit leicht- bis mittelgradig ausgeprägter Skoliose besteht allerdings weder eine Gefahr der Zunahme der Wirbelsäulenfehlstellung noch kommt es häufiger zur Notwendigkeit eines Kaiserschnitts.

M. VOGLER

▌ Allgemeines

Das Marfan-Syndrom kommt in sehr vielen verschiedenen Ausprägungen und Schweregraden vor, daher sind allgemeine Aussagen nur zum Teil auf den einzelnen Betroffenen anwendbar. In manchen Fällen sind die Augen das größte Problem, in anderen Fällen sind es das Herz und die Hauptschlagader, der Brustkorb oder die Wirbelsäule. Entscheidend ist auch das Alter des Betroffenen. Selbst wenn sich bei einem Kind noch keine oder nur geringe Symptome des Marfan-Syndroms erkennen lassen, so bedeutet das nicht, dass es keine Gefahren oder Veränderungen geben wird. Beim Marfan-Syndrom handelt es sich um eine fortschreitende Erkrankung, die sich jederzeit verschlimmern kann. Ein achtsamer Umgang mit der Krankheit ist anzuraten, ständige Unruhe und Angst sind aber abträglich. Es gilt daher für jeden Einzelnen, das richtige Maß zu finden. Das vom Marfan-Syndrom geprägte Leben wird immer wieder von Fragen begleitet: Welche gesundheitlichen Veränderungen müssen hingenommen werden? Welche können behandelt werden? In welcher Situation muss Hilfe in Anspruch genommen werden?
Folgende Hinweise können hilfreich sein.

▌ Ärztenetzwerk

Unabhängig davon, welche Ausprägung das Marfan-Syndrom beim Einzelnen hat, ist es wichtig, eine gute ärztliche Versorgung zu organisieren. Die meisten Betroffenen benötigen regelmäßig die Unterstützung von Ärzten aus verschiedenen Fachrichtungen, wie z. B. Kardiologie, Orthopädie und Augenheilkunde. Hilfreich ist es, ein ganz persönliches Ärztenetzwerk aufzubauen, in dem einer der Ärzte die Aufgabe des Koordinators übernimmt. Bei diesem laufen alle Berichte der verschiedenen Fachärzte zusammen und geben eine Übersicht über den Krankheits- und Behandlungsverlauf. Ob dieser ärztliche Koordinator der Hausarzt, der Kardiologe vor Ort, die interdisziplinäre Marfan-Sprechstunde oder ein anderer Mediziner ist, muss nach Lage des Einzelfalls entschieden werden. Wichtig ist es, ein Netzwerk zu schaffen. Die Funktionsfähigkeit dieses Netzwerks hängt erfahrungsgemäß zum Teil vom Engagement des Betroffenen ab.

Selbstmanagement

Der gut informierte und mündige Patient hat einen großen Einfluss auf die Behandlung. Es ist sinnvoll, wenn alle Arztberichte als Kopie in einem Ordner gesammelt werden. Wenn Sie nicht verstehen, was Sie da lesen, dann fragen Sie! Die Arztberichte werden bei unvorhergesehenen Krankenhausaufenthalten, im Urlaub oder bei Auslandsaufenthalten benötigt.

Als mündiger Patient sind Sie durchaus gefordert, an Diagnostik und Therapie aktiv mitzuwirken. Sie wissen, was Ihnen gut tut und was Ihnen Probleme bereitet. Dies ist allerdings keine Aufforderung zum ständigen Widerspruch! Ihr Arzt kann Ihnen nur helfen, wenn Sie ein offenes Gespräch mit ihm suchen. Schildern Sie sachlich und für ihn nachvollziehbar, welche gesundheitlichen Störungen vorliegen. Kein Arzt kann die Aussage: *„Mir ist so komisch"* verwerten. Sagen Sie beispielsweise: *„Seit gestern habe ich ein Druckgefühl hinter dem Brustbein, gleichzeitig ist mir übel und ich habe das Gefühl einer drohenden Ohnmacht".* Suchen Sie möglichst treffende Worte und überlegen Sie sich schon zu Hause, was Sie dem Arzt sagen müssen und welche Fragen Sie stellen wollen. Sagen Sie z. B.: *„Meine Schmerzen sind pulsierend, ziehend, drückend. Sie sind kontinuierlich, sie sind mal ganz verschwunden, verändern sich wenn ich die Lage wechsle. Es traten diese oder jene Veränderungen im gleichen Zusammenhang auf. Ich leide an Kurzatmigkeit, habe ein Schweregefühl oder Taubheitsgefühl in den Armen oder Beinen, erlitt vorübergehende oder dauernde einseitige/beidseitige Sehverluste".* Beschreiben Sie so genau wie möglich Ihre Symptome! Nur dann kann eine gezielte Diagnostik eingeleitet werden. Die verordnete Therapie wird der Arzt Ihnen erklären und er darf erwarten, dass Sie diese dann auch wie abgesprochen durchführen.

Grundsätzlich wird empfohlen, die Kontrolluntersuchungen beim Kardiologen, beim Augenarzt und beim Orthopäden in jährlichem Abstand durchzuführen. Ihr Arzt wird Ihnen sagen, wenn dieser Abstand verändert werden sollte. In eigenem Interesse sollten Sie diese Termine einhalten, denn eine Veränderung z. B. an der Aorta kann sich unbemerkt entwickeln.

Beim Marfan-Syndrom ist ein zu hoher Blutdruck noch gefährlicher als bei anderen Erkrankten, denn der Druck gefährdet die Aortenwand. Über die Einnahme von blutdrucksenkenden Medikamenten sollten Sie mit dem Kardiologen sprechen.

Dass Medikamente regelmäßig und der Verschreibung entsprechend eingenommen werden müssen, bedarf eigentlich nicht der Erwähnung. Dennoch soll hier auf Problempunkte kurz hingewiesen werden:

▌ Blutdrucksenkende Medikamente (z. B. Betablocker oder ACE-Hemmer) müssen regelmäßig genommen werden. Eine unregelmäßige Einnahme ist nicht nur unsinnig, sondern auch schädlich. Bei Kindern muss die Dosis von Zeit zu Zeit angepasst werden. Daher ist ein regelmäßiger Kontakt zum behandelnden Kardiologen notwendig.

▌ Antibiotika werden gegen bakterielle Infektionen verschrieben. Die vorgeschriebene Einnahme sollte nicht unterbrochen und bis zum Ende der Therapie durchgeführt werden, auch wenn die Symptome der Infektion nicht mehr spürbar sind. Bei vorzeitiger Beendigung der Einnahme können sich Resistenzen bilden. Dies kann zur Folge haben, dass die Antibiotika beim nächsten Infekt nicht mehr wirken können.

▌ Notfälle

Wenn Sie in Situationen geraten, die Sie nicht einschätzen können, müssen Sie einen Arzt konsultieren. Einmal zu viel ist besser als einmal zu wenig! Bei allen plötzlich auftretenden Symptomen wie z. B. Luftnot, starkem Schwindel, stechenden Schmerzen im Oberkörper oder vorübergehender Bewusstlosigkeit ist der Weg in eine Klinik bzw. der Ruf nach dem Notarzt oder Rettungswagen die einzig vernünftige Entscheidung. Undichtigkeiten der Herzklappen, eine Dissektion der Aorta oder das Zusammenfallen der Lunge können sich hinter diesen Symptomen verbergen. Ausführliche Hinweise finden Sie im „Notfallratgeber für Menschen mit Marfan-Syndrom", herausgegeben von der Marfan Hilfe (Deutschland) e.V. aus dem Jahr 2004.

▌ Blut verdünnende Medikamente

Insbesondere nach der Implantation einer künstlichen Herzklappe werden Blut verdünnende Medikamente, üblicherweise Marcumar, eingesetzt, um das Risiko der Blutgerinnselbildung zu vermindern.

Patienten, die mit Marcumar behandelt werden, sollten Folgendes beachten:

▌ *Konstanz*: Vermeiden Sie schwankende Einnahmen des Medikaments. Sollten Sie die Einnahme einmal vergessen haben, holen Sie die Einnahme danach nicht doppelt nach! Befragen Sie im Zweifelsfall Ihren Arzt!

▌ *Ernährung*: Einige Nahrungsmittel beeinflussen den Vitamin-K-Haushalt des Körpers, der Einfluss auf die Blutverdünnung hat. Dies gilt insbesondere für Gemüse. Menschen reagieren mitunter sehr individuell auf einzelne Gemüse wie z.B. diverse Kohlarten. Gestalten Sie Ihren Speiseplan deshalb gleichmäßig. Wenn Sie z.B. üblicherweise wenig Obst und Gemüse essen, dann legen Sie bitte keine reinen Salattage ein!

▌ *Medikamente*: Einige Medikamente verändern die Wirkungsweise von Marcumar. Insbesondere gilt dies für Medikamente, die auf die Leber einwirken. Marcumar kann dann beschleunigt oder verlangsamt abgebaut werden. In diesen Fällen muss die tägliche Marcumarmenge angepasst werden. Sprechen Sie Ihre Ärzte hierauf an, wenn Ihnen neue Medikamente verschrieben werden.

▌ *Überprüfung*: Achten Sie darauf, dass ihr Marcumarspiegel regelmäßig geprüft wird. Der Spiegel wird als INR- oder Quick-Wert angegeben. Achten Sie darauf, dass der INR-Wert angegeben wird. Nur beim INR-Wert ist die Vergleichbarkeit der Werte gegeben, wenn diese durch unterschiedliche Labore ermittelt werden.

▌ *Selbstmessung*: Es gibt die Möglichkeit der Selbstmessung der Blutgerinnung, die zur Unabhängigkeit beiträgt. Hierzu müssen Sie einen kurzen Kurs belegen, damit Ihnen das Messgerät zur Verfügung gestellt werden kann. Näheres besprechen Sie bitte mit Ihrem Kardiologen und Ihrer Krankenkasse.

▌ *Eingriffe*: Vor medizinischen Eingriffen müssen Sie die behandelnden Ärzte darauf aufmerksam machen, dass Sie ein Blut verdünnendes Medikament nehmen. Das gilt insbesondere vor Operationen und beim Zahnarzt (z. B. vor einer Zahnextraktion).

▌ Endokarditisprophylaxe

Alle Marfan-Betroffenen sollten mit Ihrem Kardiologen über die für sie geeignete Endokarditisprophylaxe vor zahnärztlichen, chirurgischen oder ähnlichen Eingriffen sprechen. Denken Sie daran, auch wenn beim Zahnarzt *nur* Zahnstein entfernt werden soll oder auch wenn z. B. eine Magenspiegelung ansteht. Fragen Sie vor einem Eingriff Ihren Arzt. Mehr Informationen über die Endokarditisprophylaxe finden Sie im Kap. 7.

▌ Kinder

Das Krankheitsmanagement der Kinder müssen Sie als Eltern übernehmen. Steht noch nicht fest, ob Ihr Kind vom Marfan-Syndrom betroffen ist, dann sollten die grundlegenden Untersuchungen von Zeit zu Zeit wiederholt werden, bis Sicherheit gewonnen werden kann. Ein Termin in einer humangenetischen Beratungsstelle oder ein genetischer Nachweis können unter Umständen hilfreich sein.

Bei betroffenen Kindern sollten – genau wie bei den Erwachsenen – die Untersuchungstermine genau eingehalten werden. Wichtig ist auch die kontrollierte Einnahme von verordneten Medikamenten.

Eine Untersuchung beim Endokrinologen kann schon frühzeitig Aufschluss über die spätere Körpergröße geben. Bei Prognosen von extremen Körpergrößen kann hier rechtzeitig vor dem Beginn der Pubertät mit einer Hormontherapie eingegriffen werden.

Bei erkennbaren Zahnfehlstellungen sollte rechtzeitig ein Kieferorthopäde konsultiert werden, auch wenn ein regulierender Eingriff noch nicht erforderlich ist.

▌ Schwangerschaft

Wenn eine Frau, die vom Marfan-Syndrom betroffen ist, schwanger wird, dann sollte sie nicht nur regelmäßig vom Gynäkologen, sondern auch vom Kardiologen engmaschig untersucht werden, um eventuelle Probleme der Hauptschlagader rechtzeitig zu erkennen. Diese Überwachung sollte bis weit über die Entbindung hinaus weitergeführt werden.

16 Fragen aus dem Alltag

M. VOGLER

Viele Fragen von Betroffenen und Familienangehörigen werden immer wieder an die Marfan Hilfe (Deutschland) e.V. herangetragen. Häufig gestellte Fragen haben wir für Sie zusammengestellt. Es sind Anregungen, aber keine Patentlösungen. In die Beantwortung sind die vielfältigen Erfahrungen unserer ehrenamtlichen Mitarbeiter und die Antworten unseres wissenschaftlichen Beirats eingeflossen.

▌ **Ist ein Kind mit Marfan-Syndrom genauso stark betroffen wie der entsprechende Elternteil?**
Das Kind kann stärker, gleich oder weniger stark betroffen sein. Innerhalb einer Familie kann das Marfan-Syndrom unterschiedlich stark ausgeprägt sein. Es gibt Abkömmlinge von Marfan-Patienten, bei denen die geschwisterliche Seitenlinie unterschiedlichste Hauptkriterien des Marfan-Syndroms aufweisen; z.B. steht bei einem Kind die Augenproblematik im Vordergrund, bei dem Geschwisterkind ist die Aortenproblematik das Hauptproblem. Prognosen lassen sich derzeit noch nicht erstellen.

▌ **Kann man durch eine Fruchtwasseruntersuchung feststellen, ob das Kind das Marfan-Syndrom haben wird?**
Nein, das ist nicht so einfach. Zuerst muss bei dem betroffenen Elternteil die Mutation gefunden werden, dann kann nach dieser Mutation auch beim Kind gesucht werden.

▌ **Menschen mit Marfan-Syndrom sind oft sehr groß und extrem dünn, woran liegt das?**
Weshalb das Fett-, Knochen- und Muskelgewebe beim Marfan-Syndrom verändert ist, konnte bisher nicht herausgefunden werden. Es gibt daher auch keine spezielle Diät für Betroffene, allerdings sollte

auf eine ausgewogene mineral- und vitaminreiche Kost geachtet werden. Auch ohne das typisch lange, schlanke Erscheinungsbild kann das Marfan-Syndrom vorhanden sein. Die große Gefahr für untypisch aussehende Marfan-Betroffene ist das Risiko, keine Diagnose zu erhalten.

▌ **Trotz intensivem Training bilden sich bei mir keine Muskeln – Was mache ich falsch?**

Beim Marfan-Syndrom ist es anzuraten das Fitness-Training mit dem Kardiologen abzusprechen, um Gefahren zu verhindern. Bodybuilding ist wegen der besonderen Belastungen abzulehnen, ein individuell gestaltetes Ausdauertraining dagegen anzuraten. Ein Muskelaufbau erfolgt bei Betroffenen nur sehr langsam. Den Grund hierfür kennt man bisher nicht.

▌ **Kann man das Marfan-Syndrom durch eine Genuntersuchung erkennen?**

Eine genetische Untersuchung allein reicht nicht aus. Wenn Veränderungen auf dem Fibrillin-Gen gefunden werden, dann erfolgt daraus nicht immer die Diagnose Marfan-Syndrom. Andererseits kann es sein, dass keine Veränderung gefunden wird, aber dennoch ein Marfan-Syndrom oder eine andere mikrofibrilläre Erkrankung vorliegt. Daher wird das Marfan-Syndrom nach klinischen Kriterien diagnostiziert. Es gibt Krankheiten, die dem Marfan-Syndrom ähneln, die aber auf einem anderen Gen-Ort lokalisiert sind.

▌ **Wann soll ich mit meinem Kind zum Kieferorthopäden gehen? Wie lange dauert die Behandlung?**

Man sollte so früh wie möglich zur Beratung zum Kieferorthopäden gehen. Dieser kann einschätzen, ab wann eine Behandlung beginnen muss. Die Dauer der Behandlung ist individuell, mindestens aber ein- bis eineinhalb Jahre.

▌ **Ich habe hin und wieder Sehstörungen, woran liegt das?**

Wenn nachgewiesenermaßen keine Augenprobleme die Ursache sind, dann kommen auch andere Erklärungen in Frage. Es können Kreislaufprobleme, Durchblutungsstörungen oder auch Migränezeichen sein. Dies sollte ein Arzt abklären.

**▌ Ich habe nicht alle Symptome des Marfan-Syndroms –
Bin ich dennoch betroffen?**

Beim Marfan-Syndrom müssen nicht alle Symptome auftreten, die Krankheit fällt sehr individuell aus und bringt auch Unterschiede innerhalb der Familien mit sich.

▌ Soll ich einen Schwerbehindertenausweis beantragen?

Ein Schwerbehindertenausweis bringt einige Vorteile mit sich, diese hängen vom Grad der Behinderung und den zugeordneten Kennzeichen ab. Von steuerlichen Vergünstigungen und arbeitsrechtlichem Schutz über besondere Tarife in Museen, Theatern etc. bis hin zu Vergünstigungen im öffentlichen Nahverkehr und besonderen Leistungen der Deutschen Bahn AG. Mögliche Nachteile sind dort zu überlegen, wo es um Arbeits- und Ausbildungsplätze geht. Hier kann die Schwerbehinderteneigenschaft auch nachteilige Auswirkungen haben.

Die Frage eines künftigen Arbeitgebers nach einer amtlich festgestellten Schwerbehinderung muss wahrheitsgemäß beantwortet werden.

**▌ Welchen Grad der Behinderung (GdB) bekommt man
mit dem Marfan-Syndrom?**

Das hängt von den Symptomen des Einzelnen ab. Einen pauschalen GdB gibt es für das Marfan-Syndrom nicht. Zudem ist die Beurteilung Ländersache und wird von Bundesland zu Bundesland unterschiedlich gehandhabt.

**▌ Ich bin seit langer Zeit extrem müde –
Liegt das am Marfan-Syndrom?**

Gründe für Müdigkeit können z. B. im Herz-Kreislauf-Bereich oder in der Lungenfunktion zu suchen sein. Die Beschwerden sollten mit dem Kardiologen und Pneumologen besprochen werden. Ebenso machen einige Medikamente sehr müde, das kann man im Beipackzettel nachlesen. Möglicherweise lässt sich der Müdigkeit durch ein leichtes Fitnesstraining entgegenwirken. Dazu sollte ebenfalls vorher der Arzt befragt werden.

▌ Mein Kind hat das Marfan-Syndrom – Wie erkläre ich ihm die Krankheit?

Viele Kinder bemerken schon früh, dass sie sich von anderen Kindern unterscheiden. Ob das tatsächlich am Marfan-Syndrom oder an der besonderen Behandlung durch das Umfeld liegt, sei dahingestellt. Die Fragen der Kinder sollten altersgerecht erklärt werden. So ist eine langsame Auseinandersetzung mit dem Thema möglich und ein großes Erschrecken bei auftretenden Komplikationen kann abgeschwächt werden.

▌ Kann mein Kind eine normale Schule besuchen?

Grundsätzlich spricht nichts gegen den Besuch einer normalen Schule, wenn es aus medizinischer Sicht keine Bedenken gibt. Eine Alternative sind Schulen für Körperbehinderte, die darauf eingestellt sind den Kindern Hilfen zu gewähren. Die Entscheidung kann nur individuell getroffen werden.

Überlegen können Sie allerdings das Folgende:

▌ Stuhl und Tisch sollen der Größe des Kindes angepasst sein. Die Schule ist verpflichtet, passendes Inventar zu beschaffen.

▌ Bei starker Sehbeeinträchtigung kann der Rat einer Sehbehindertenschule eingeholt werden. Notwendige Hilfsmittel (z.B. Lupe) können beschafft werden. Die Lehrer werden ebenfalls beraten.

▌ Da die Schultaschen oft sehr schwer sind, bietet es sich an, den doppelten Satz an Schulbüchern zu beschaffen, so dass nur die Hefte täglich transportiert werden müssen.

▌ Ein guter Kontakt zum Klassenlehrer kann manches Problem schon im Vorfeld ausräumen. Die Lehrer sollten ausreichend über die Krankheit aufgeklärt werden.

▌ Ob der Sportunterricht besucht werden soll, ist mit dem Kinderarzt oder Kinderkardiologen abzusprechen. Sowohl eine Überforderung des Kindes durch Teilnahme, als auch eine Ausgrenzung durch Nichtteilnahme am Unterricht, können problematisch sein. Hier sind individuelle Lösungen gefragt.

▐ Soll ich nach der Herzoperation in eine Anschlussheilbehandlung (REHA/AHB) gehen?

Nach der Herzoperation wird der Patient einige Zeit brauchen, um wieder fit zu werden. Dafür sind die Anschlussheilbehandlungen besonders geeignet, denn hier kann er sich ganz auf sich selbst konzentrieren, während der Alltagsbetrieb in Familie und Beruf weitgehend ohne ihn funktioniert. Im Idealfall lernt er nützliche Dinge wie Stressbewältigung und Entspannungsmöglichkeiten, die er später im Alltag nutzen kann. Es besteht auch die Möglichkeit zur psychologischen Beratung, die sehr sinnvoll sein kann, denn eine Herzoperation ist ja kein alltägliches Geschehen.

▐ Kann ich nach der Herzoperation wieder arbeiten gehen?

Im Idealfall ist das durchaus möglich. Einige Betroffene berichten, dass sie sich einige Zeit nach der Operation sogar kräftiger und munterer fühlten als vorher. Hier kommt es aber wieder einmal sehr auf den Einzelfall an. Es besteht die Möglichkeit, in kleinen Schritten wieder in das Arbeitsleben zurückzufinden. Das sollte bei Bedarf mit der Krankenkasse besprochen werden.

▐ Ich werde auf der Straße oftmals angestarrt – Wie werde ich mit den Hänseleien oder gar Beleidigungen fertig?

Gerade die langen schmalen Menschen und im speziellen Frauen sind sehr den Hänseleien ausgesetzt. Wirkungsvoll ist ein Spruch, der das Gegenüber auf die Frage nach z. B. der Körperlänge mundtot macht: *„Wenn Sie mir sagen, was Sie wiegen, sage ich Ihnen wie groß ich bin"* (viele Menschen sind übergewichtig). Sollte die psychische Belastung zu groß werden, kann professionelle Hilfe herangezogen werden.

▐ Wo bekomme ich als großer, schlanker Mensch passende Garderobe?

Es gibt Spezialgeschäfte für lange Menschen, die auf Anfrage Kataloge versenden. Bezugsquellen sind heute gut im Internet zu recherchieren.

▌ Darf ich trotz der Herzerkrankung Sex haben?

Ja, solange der Kardiologe hier keine Einschränkungen macht, z. B. weil die Herzoperation unmittelbar bevorsteht oder gerade erfolgt ist. Das Thema hat seine Berechtigung. Es sollte mit dem Arzt und dem Partner besprochen werden. Spezielle Bedürfnisse und Probleme sollten angesprochen werden.

▌ Wie sollte die Berufswahl bei Marfan-Betroffenen sein?

Beratungsstellen (Arbeitsamt/Integrationsamt) sollten aufgesucht und es sollte offen mit dem Sachbearbeiter geredet werden. Gemeinsam werden viele Berufe gefunden, die trotz Einschränkungen ergriffen werden können. Für den Arbeitgeber gibt es besondere Hilfen bei der Anstellung von Schwerbehinderten und bei der Ausstattung des Arbeitsplatzes.

▌ Kann ich Piercings und Tatoos als Betroffener bei mir anbringen lassen?

Hierbei sollte unbedingt auf Sterilität geachtet und die Endokarditisprophylaxe eingehalten werden.

▌ Gibt es Spezialsprechstunden/Ärzte für Marfan-Patienten?

Es werden deutschlandweit einige Spezial-/interdisziplinäre Sprechstunden angeboten. Da das Marfan-Syndrom eine seltene Erkrankung ist, gibt es keine flächendeckende Versorgung. Betroffene reisen mitunter weit über 100 km zu kompetenten Spezialisten. Adressen erfährt man bei der Marfan Hilfe (Deutschland) e.V.

▌ Ist die Adoption eines Kindes eine mögliche Alternative für Marfan-Betroffene?

Theoretisch besteht diese Möglichkeit. Praktisch gibt es hier deutliche Einschränkungen. In den Empfehlungen der Gemeinsamen Zentralen Adoptionsstelle (GZA) unter Gesundheit/Behinderung ist zu lesen: *„Es muss gewährleistet sein, dass Bewerber über einen längeren Zeitraum hinweg physisch und psychisch in der Lage sind, die erzieherische und pflegerische Versorgung des Kindes sicher zu stellen."*

Laut Auskunft der GZA ist hierin keine generelle Ablehnung von Betroffenen bei der Bewerbung für eine Adoption zu sehen, denn es wird immer der Einzelfall entschieden. Es macht aber deutlich, dass es hier Hürden gibt.

17 Sport und Fitness

Y. VON KODOLITSCH, M. RYBCZYNSKI

Menschen mit Marfan-Syndrom können erfolgreiche Athleten sein. Sie erscheinen häufig aufgrund ihrer Körpergröße für den Leistungssport besonders geeignet. Bekannt wurde Flo Hyman, die 1984 als Star des US-amerikanischen Volleyballteams olympisches Silber gewann. Zwei Jahre nach diesem Erfolg verstarb sie plötzlich während eines Volleyballspiels. Erst nach ihrem Tode stellte sich heraus, dass sie ein Marfan-Syndrom hatte und an den Folgen einer Dissektion (Längsspaltung) mit Platzen der Aorta verstorben war. Ihr Fall verdeutlicht, dass Menschen mit Marfan-Syndrom einerseits zwar sehr gute Athleten sein können, dass sie aber andererseits durch viele Sportarten lebensgefährlichen Risiken ausgesetzt sind. Da für Marfan-Patienten körperliche Bewegung und Sport für die Gesundheit wichtig sind, möchten wir Ihnen Kenntnisse vermitteln, wie Sie zum Nutzen Ihrer Gesundheit Fitnesstraining betreiben können.

Bevor der Patient mit einer neuen Sportart beginnt, sollte er neben dem Kardiologen auch einen Orthopäden und einen Augenarzt besuchen. Oft müssen Fehlstellungen oder Fehlfunktionen der Wirbelsäule, der Gelenke oder der Extremitäten beachtet werden, und vielen Patienten wird bei der Ausübung ihres Sports ein besonderer Schutz ihrer Augen empfohlen. Dieses kann bereits bei Kindern eine Rolle spielen.

Bei Kindern mit Marfan-Syndrom ist ein einziger Fall bekannt, bei dem ein Teenager beim Hanteltraining durch eine akute Dissektion der Aorta verstorben ist. Ansonsten wird das Risiko von Sport bei Kindern mit Marfan-Syndrom als gering angesehen. Deshalb wird empfohlen, Kindern keine strikten Sportverbote zu erteilen. Da sich dies jedoch im Erwachsenenalter spätestens ändert, ist es sinnvoll, Kinder eher für Sportarten zu interessieren, die sie auch im späteren Leben weiter betreiben können. Die Frage, inwieweit die Teilnahme am Schulsport möglich ist, kann nur durch die behandelnden Ärzte des Kindes geklärt werden. Vor allem orthopädische Begleiterkrankungen und Augenprobleme führen nach unserer Erfahrung häufig schon im frühen Kindesalter zu erheblichen Einschränkungen.

Erwachsene sollten sich über Risiken ihrer Sportart informieren. Hierbei wird das Risiko für Herz und Kreislauf danach beurteilt, ob eine statische (isometrische) oder dynamische (isokinetische) Belastung vorliegt. Dynamische Belastungen liegen vor, wenn der Muskel mit relativ geringem Kraftaufwand Bewegungsarbeit leistet, was typisch für Laufen, Tennis oder Volleyball ist. Statische Belastungen liegen vor, wenn der Muskel Haltearbeit mit hohem Kraftaufwand leistet. Beispiele sind Gewichtheben, Wasserski und Gymnastik. Bei der statischen Belastung kommt es zu erheblichen Blutdruckanstiegen, die einen schädigenden Effekt auf die Stabilität der Aorta haben und deshalb vermieden werden müssen. Dynamische Belastungen führen in geringerem Maße zu Blutdruckanstiegen und haben günstigen Einfluss auf das Herz-Kreislauf-System. Grundsätzlich sollte Sport nur auf niedrigem bis maximal moderatem Belastungsniveau betrieben werden (Tabelle 4). Kontaktsport und Aktivitäten, die zu sehr schneller Beschleunigung oder abrupter Verlangsamung von Bewegungsabläufen führen wie Fußball, Kampfsport oder Basketball sind ebenfalls eine Gefahr für Marfan-Patienten. Sporttauchen mit Sauerstoffgeräten oder Sportfliegen in Maschinen ohne Kabinen mit Druckausgleich können infolge von Platzen der Lungenbläschen zur Entwicklung eines Pneumothorax mit akut lebensbedrohlicher Atemnot führen. Freizeittauchen mit Schnorchel und Fliegen in Verkehrsmaschinen mit Druckausgleich ist hingegen möglich. Nach Empfehlung der 26. Bethesda-Konferenz können Marfan-Patienten Sportarten mit niedrigem dynamischem und niedrigem statischem Belastungsniveau auch in Form von Wettkämpfen bestreiten. Dazu gehören Billard, Cricket, Curling, Golf, Kegeln und Sportschießen (s. Tabelle 4). Wichtig ist allerdings, dass auch psychische Belastungen zu hohen Blutspiegeln von Stresshormonen führen können, die dann auch Stress für die Aortenwand sind. Sicher ist, dass bei jeder Sportart die Belastung auch von der Art abhängt, in der sie jeweils betrieben wird.

Tabelle 4. Klassifikation der Sportarten nach *maximaler* Belastung unter *Wettkampfbedingungen* (26. Bethesda-Konferenz)

Statische (isometrische) Belastung	Dynamische (isokinetische) Belastung		
	Gering	Mäßig	Hoch
▌ Gering	Billard Cricket Curling Golf Kegeln Sportschießen	Volleyball Tennis (Doppel) Tischtennis Softball Baseball	Badminton Feldhockey Fußball Langlauf Skilanglauf (klassisch) Orientierungslauf Raquetball Gehen Squash Tennis (Einzel)
▌ Mäßig	Bogenschießen Autorennen Wasserspringen Reiten Motorradsport	American Football Eiskunstlauf Fechten Rodeoreiten Rugby Sprintlauf Synchronschwimmen Wellenreiten Weitsprung	Australischer Fußball Basketball Eishockey Handball (Mannschaft) Lacrosse Laufen (mittlere Distanzen) Schwimmen Skilanglauf (Skating)
▌ Hoch	Bergsteigen Bobfahren/Rodeln Gewichtheben Gymnastik Karate/Judo Segeln Wasserski Weitwurf Windsurfen	Abfahrtsski Bodybuilding Ringen	Boxen Eisschnelllauf Kanu-/Kajakfahren Radfahren Rudern Zehnkampf

Die amerikanische „National Marfan Foundation" spricht folgende Empfehlungen aus:

▌ Bevorzugen Sie dynamische (isokinetische) Aktivitäten im aeroben Bereich ohne Wettkampf oder höhere Anstrengung.

▌ Vermeiden Sie plötzliche Stops, schnelle Änderungen der Bewegungsrichtung oder Aufprall mit Mitspielern, Material oder dem Boden.

▌ Bleiben sie im aeroben Bereich bei höchstens 50% ihrer Maximalkraft. Der Puls sollte beim Sport nicht über 110, wenn Sie Betablocker einnehmen nicht über 100 Schläge in der Minute liegen.

▌ Vermeiden Sie Aktivitäten, die vor allem isometrische Belastungen beinhalten, wie Gewichtheben, Klettern, Gymnastik oder Klimmzüge. Bevorzugen Sie Belastungen mit vielen Wiederholungen bei geringem Widerstand gegenüber wenigen Wiederholungen bei hohem Wiederstand.

▌ Testen Sie nicht Ihre körperlichen Grenzen aus.

▌ Vermeiden Sie Aktivitäten mit dem Risiko schneller Änderungen des atmosphärischen Drucks wie Sporttauchen oder Fliegen in Maschinen ohne Druckausgleich.

18 Selbsthilfevereinigung Marfan Hilfe (Deutschland) e.V.

M. VOGLER

▌ Verdacht – Diagnose – und dann?

Das Marfan-Syndrom hat viele unterschiedliche Gesichter. Manchmal bemerken Mütter oder Väter an ihren Kindern, dass sie „anders" sind, ohne genau sagen zu können, wie dieses „Anderssein" sich äußert. Hier beginnt oftmals die Odyssee durch die Arztpraxen, die in vielen Fällen noch immer von mangelnder Kommunikation und dem Gefühl des Unverstandenseins geprägt ist. Menschen, die selbst betroffen sind, bemerken, dass sie z. B. größer und schlanker sind als ihre Mitmenschen, sie sind außergewöhnlich beweglich, haben einen ungewöhnlich geformten Brustkorb oder ... Aussagen der Verwandtschaft: „... *die langen Finger, kein Wunder, der Vater hat sie doch auch*", oder gar: „*Die Mutter war doch auch so groß und schlank* ..." gewinnen an Bedeutung, wenn die Familiengeschichte der Marfan-Betroffenen bewusst wahrgenommen wird. Ein großer Teil der Betroffenen erhält die erstmalige Verdachtsdiagnose nach einem Arztbesuch. Die Unsicherheit ist dann groß. Was hat dies für das eigene Leben, die Familie, den Beruf, die sozialen Kontakte für Auswirkungen? Die medizinischen Erklärungen können manchmal nur schwer nachvollzogen werden. Es türmen sich die Fragen ins scheinbar Unendliche.

▌ Hilfe durch Erfahrungsaustausch

Viele Betroffene machen ganz persönliche Erfahrungen mit dem Marfan-Syndrom und sind bereit, diese mit anderen, die erst am Anfang des Wegs stehen, zu teilen. Man kann von diesen Menschen lernen und mit ihnen diskutieren. Nicht jeder Weg ist für jeden der richtige. Über die Jahre hinweg wurde in der Marfan Hilfe (Deutschland) e.V. reichhaltige Erfahrung und kostbares Wissen zusammengetragen. Gemeinsam mit spezialisierten Ärzten, von denen einige die vorstehenden Fachbeiträge verfasst haben, können Lösungsmöglichkeiten für wiederkehrende Problemsituationen aufgezeigt werden. Durch Rückhalt und Verständnis in der Selbsthilfegruppe werden neue Erkenntnisse gewonnen und eigene Erfahrungen eingebracht.

Die Marfan Hilfe (Deutschland) e.V.

Die Marfan Hilfe (Deutschland) e.V. wurde 1991 von einer kleinen Gruppe Betroffener in Stuttgart gegründet und unter der Nummer VR 5059 ins dortige Vereinsregister eingetragen. Schon der gewählte Name sagt, dass man Hilfe für Menschen mit dem Marfan-Syndrom in ganz Deutschland bieten wollte. Dieses war in der damaligen Zeit, bevor das heutige Kommunikationsmittel Internet flächendeckend vorhanden war, eine große Aufgabe, die nur mühsam zu bewältigen war. Unser Verein wurde dabei durch die schon vorher bestehende „Marfan Stiftung Schweiz" unterstützt, u. a. durften wir das Informationsmaterial mitbenutzen, wofür wir sehr dankbar waren. Trotz schwierigster Bedingungen hat sich aus der kleinen Gruppe der Gründer in wenigen Jahren eine gut funktionierende gemeinnützige Organisation entwickelt. Seit der Gründung im Jahr 1991 hat sich das Team der Aktiven, die zum größten Teil selbst vom Marfan-Syndrom betroffen sind, immer wieder verändert und erneuert, der Verein hat Höhen und Tiefen erlebt, das Ziel aber ist das gleiche geblieben: Hilfe zur Selbsthilfe für Menschen mit Marfan-Syndrom.

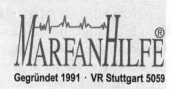

Gegründet 1991 · VR Stuttgart 5059

Abb. 32. Marfan Hilfe (Deutschland) e.V.

▌ **Die Kernpunkte unserer Arbeit**

▌ **Wir beschaffen Informationen**
Wir erstellen die vierteljährlich erscheinende Zeitung „Marfan Information" mit Informationen, Lebensberichten und wichtigen Nachrichten. Zu abgestimmten medizinischen Themenkreisen drucken wir die Informationsblätter „Marfan Spectrum". Unsere Mitglieder erhalten einen Notfallausweis und unseren Notfallratgeber.

▌ **Wir sind präsent**
Wir sind auf größeren medizinischen Kongressen mit Informationsständen ebenso präsent wie auf regionalen Veranstaltungen. Den „Deutschen Marfantag" richten wir jährlich in wechselnden Regionen im Bundesgebiet aus. Hier werden die Betroffenen, ihre Familien und ihre Ärzte durch Vorträge, Workshops und Gesprächskreise über das Marfan-Syndrom informiert.

▌ **Wir setzen uns ein**
Auch die Zusammenarbeit mit Verbänden und anderen Marfan-Organisationen liegt in unserem Aufgabenbereich. Durch intensive Kontakte im In- und Ausland sammeln wir Informationen, die für unsere Mitglieder nützlich sind (European Marfan Support Network/International Federation of Marfan Support Organisations/Kindernetzwerk). Die Interessenvertretung der Patienten wird durch eine Zusammenarbeit mit der Bundesarbeitsgemeinschaft Selbsthilfe e.V. BAGS sowie der ACHSE e.V. Allianz chronischer seltener Erkrankungen gewährleistet.

▌ **Wir arbeiten an der Verbesserung der medizinischen Versorgung**
Aufgrund unserer Initiative wurde die erste interdisziplinäre Sprechstunde für Marfan-Patienten eingerichtet, was beispielhaft für viele Kliniken war. Durch den Aufbau dieser Schwerpunktkliniken kann den Betroffenen schneller und besser geholfen werden. Regelmäßig versenden wir Rundschreiben an ausgewählte Ärztegruppen, um so die Kenntnis über das Marfan-Syndrom auf breiter Ebene zu verbessern.

▌ Wir fördern die Forschung

Wir unterstützen im Rahmen unserer finanziellen Möglichkeiten Forschungsprojekte zum Thema Marfan-Syndrom. Seit 1998 haben wir viermal den Marfan-Forschungspreis vergeben.

▌ Wir verbessern die gesellschaftliche Integration

Durch unsere Aufklärungsarbeit wird das Marfan-Syndrom der breiten Öffentlichkeit bekannt. Wir versuchen, den Betroffenen ihr Selbstwertgefühl wiederzugeben. Bei Familienseminaren werden Workshops angeboten, die helfen, schwierige Alltagsituationen im Leben der Betroffenen besser zu meistern.

▌ Wir sorgen für Kontakt

Wir richten regionale Veranstaltungen aus, auf denen sich Betroffene austauschen und mit Informationen versorgen können. Durch den Kontakt zu anderen Betroffenen zeigen wir, dass niemand mit der Krankheit allein ist. Wir sorgen für Kontakt mit Spezialisten und Kliniken, möglichst im regionalen Umfeld der Betroffenen.

▌ Wir sind da

Neben dem zentralen Kontakttelefon 0700–2233 4000 können sich Betroffene und Familienangehörige in den meisten Bundesländern an unsere Regionalsprecher wenden. Wir sind im Internet präsent, mit Plakaten in Kliniken, Bahnhöfen und Gesundheitsämtern.

▌ Einladung

Eine Selbsthilfegemeinschaft lebt von den Mitgliedern und diese profitieren von der Gemeinschaft. Als Betroffener oder Familienangehöriger sind Sie eingeladen, sich dieser Gemeinschaft anzuschließen. Egal, ob Sie nur Mitglied werden möchten oder aber aktiv in der Selbsthilfe für Marfan-Betroffene arbeiten möchten: Bitte treten Sie ein! Ohne den Zusammenhalt der Betroffenen wären wir heute als Organisation nicht mehr vorhanden – und Sie hätten dieses Buch nicht in den Händen. Werden Sie Mitglied!

19 Forschungsausblick

P. N. ROBINSON, D. P. REINHARDT

Voraussetzung für die Entwicklung von präventiven, therapeutischen und diagnostischen Verfahren ist ein fundiertes Verständnis der verschiedenen molekularen Mechanismen, die zu einem Marfan-Syndrom führen. Dazu müssen die Funktionen von Fibrillin-1 und der Mikrofibrillen sowohl im Reagenzglas als auch am Tiermodell und – soweit möglich – am Patienten selbst untersucht werden. Obwohl seit der Entdeckung von Fibrillin-1 und der zum Marfan-Syndrom führenden genetischen Veränderungen bei diesem Protein erstaunliche Fortschritte im Verständnis hinsichtlich seiner Struktur und Funktion erzielt wurden, sind noch viele Aspekte ungeklärt.

Im Hinblick darauf, dass verschiedene Mutationen im Fibrillin-1 die Sekretion des mutierten Proteins aus der Zelle in die extrazelluläre Matrix (s. Anhang) verhindern, ist es verwunderlich, wie wenig bisher über den Sekretionsmechanismus des Fibrillin-1 bekannt wurde. Es ist z. B. absolut unbekannt, welche Hilfsproteine hierzu notwendig sind. Deshalb besteht ein großer Bedarf für Forschungsprojekte auf diesem Gebiet.

Verschiedene Forschergruppen arbeiten seit einigen Jahren daran, den Mechanismus zu entschlüsseln, wie Fibrillin-1 zusammen mit anderen Proteinen die Mikrofibrillen im Bindegewebe ausbildet. Dazu ist es wichtig, die beteiligten Komponenten vollständig zu identifizieren. Neuere methodische Ansätze (sog. Proteomanalysen) werden sich wahrscheinlich in dieser Fragestellung als besonders wertvoll herausstellen. Gleichzeitig ist es aber auch wichtig zu verstehen, auf welche Weise die verschiedenen Komponenten miteinander interagieren und welche funktionelle Rolle einzelnen Komponenten zukommt. Durch solche Untersuchungen sollte auch klar werden, ob Mikrofibrillen in den verschiedenen Geweben wie

z. B. den Augen und den Blutgefäßen unterschiedlich zusammengesetzt sind und möglicherweise auch verschiedene Funktionen erfüllen.

▌ Regulatorische Funktion von Fibrillin-1

Eine ganz besondere Herausforderung ist die Aufklärung der regulatorischen Funktionen des Fibrillin-1. Warum kommt es bei vielen Mutationen im Fibrillin-1 zum Marfan-Syndrom mit übermäßigem Wachstum der Gliedmaßen, während andere Mutationen im Fibrillin-1, welche zum Weill-Marchesani-Syndrom führen, paradoxerweise in Kurzwüchsigkeit resultieren? Die Forschungsaktivitäten zum Verständnis solcher regulatorischen Funktionen sind gerade erst in wenigen Forschergruppen angelaufen. Hierzu werden sich vorhandene Mausmodelle als sehr nützlich erweisen. Es wird in dieser Hinsicht von großer Bedeutung sein, die Rolle des Fibrillin-1 und der Mikrofibrillen bei der Speicherung und Aktivierung von bestimmten Signalmolekülen, die die Entwicklung von Geweben steuern, zu klären. Forschungsergebnisse aus den letzten Jahren haben z. B. gezeigt, dass Veränderungen im TGFβ-Stoffwechsel (s. Kap. 5) eine wichtige Rolle bei der Entstehung des Marfan-Syndroms spielen. Beim TGFβ handelt es sich um ein wichtiges Signalmolekül, das neben vielen anderen Funktionen das Zellwachstum (Proliferation), den programmierten Zelltod (Apoptose) sowie die Herstellung von Proteinen der extrazellulären Matrix steuert. TGFβ wird in der extrazellulären Matrix solange gespeichert, bis es benötigt wird, wobei hierbei die Mikrofibrillen eine entscheidende Rolle spielen. Die Veränderung der Mikrofibrillen aufgrund von Mutationen im Fibrillin-1 führt unter anderem dazu, dass die Speicherfähigkeit für TGFβ verändert wird oder dass die TGFβ-Aktivität auf eine noch nicht geklärte Weise gestört wird. Diese Forschungsrichtung steht erst am Anfang und es werden in den nächsten Jahren Beiträge verschiedener Forschergruppen benötigt, um die grundlegenden Mechanismen zu verstehen. Ziel ist es, alle beteiligten Signalmoleküle zu identifizieren und ihre individuellen Rollen bei der Entstehung der klinischen Symptome beim Marfan-Syndrom und bei anderen genetischen Erkrankungen zu definieren. Die bisher auf diesem Gebiet gewonnenen Erkenntnisse legen nahe, dass eine Wiederherstellung des normalen TGFβ-Stoffwechsels durch Arzneimittel möglicherweise als neuartige Therapie für das Marfan-Syndrom in Zukunft eingesetzt werden könnte. Bis Ende 2005 liegen vorläufige (unveröffentlichte) Ergebnisse einiger Versuche mit Mausmodellen vor, die unter Vorbehalt viel versprechend erscheinen. Weiterhin befindet sich eine groß angelegte klinische Studie in den USA mit einem Medikament, das in den TGFβ-Stoffwechsel eingreift, derzeit in der Vorbereitungsphase. Es sei an dieser Stelle jedoch ausdrücklich betont, dass solche Mittel noch nie bei Personen mit Marfan-Syndrom getestet wurden. Bis die Ergebnisse von klinischen Studien vorliegen, kann selbstverständlich keine Empfehlung für den Einsatz dieser Medikamente ausgesprochen werden.

█ Auswirkungen von Mutationen im Fibrillin-1

Hinsichtlich der Frage, auf welche Weise individuelle Mutationen die Struktur und die Funktion des Fibrillin-1 verändern und zu den klinischen Symptomen beim Patienten führen, sind in den letzten Jahren erhebliche Fortschritte zu verzeichnen. Es wurde z. B. klar, dass bestimmte Mutationen im Zentrum des Fibrillin-1-Gens zu der besonders schwerwiegenden neonatalen (das Neugeborene betreffend) Form des Marfan-Syndroms führen, während Mutationen in anderen Regionen meistens die klassische Form des Marfan-Syndroms hervorrufen. Ein Problem bei der Entschlüsselung der molekularen pathologischen Mechanismen ist, dass das Marfan-Syndrom meistens durch „individuelle" Mutationen im Fibrillin-1 hervorgerufen wird, wobei bisher über 600 verschiedene Mutationen im Fibrillin-1 bekannt sind. Eine Untersuchung der Auswirkungen jeder einzelnen Mutation im Fibrillin-1 ist wahrscheinlich nicht durchzuführen, da es schwierig sein wird, die finanzielle Unterstützung für solche Projekte zu erhalten. Das Ziel muss hier sein, neue globale Untersuchungsmethoden zu entwickeln, die Rückschlüsse auf die molekularen Auswirkungen einzelner Mutationen erlauben. Solche Informationen könnten dazu beitragen, genauere Vorhersagen über den erwarteten Krankheitsverlauf zu treffen, um damit die individuelle medizinische Versorgung optimal abzustimmen.

Es ist wichtig zu betonen, dass häufig eine hohe klinische Variabilität unter den betroffenen Mitgliedern einer Familie, die alle dieselbe Mutation tragen, beobachtet werden kann. Daraus lässt sich schließen, dass neben Fibrillin-1 zusätzliche Faktoren eine wichtige Rolle bei der Entstehung der klinischen Probleme des Marfan-Syndroms spielen. Aus diesem Grund wird es wichtig sein zu untersuchen, ob Varianten (Polymorphismen) in anderen Genen den klinischen Schweregrad des Marfan-Syndroms beeinflussen.

Einige Veröffentlichungen der letzten Jahre belegen klar, dass verschiedene Mutationen das Fibrillin-1 anfälliger gegenüber dem Abbau durch Proteasen (Enzyme, die Proteine spalten) machen. Das könnte möglicherweise ein allgemeingültiger Mechanismus sein, wie sich die verschiedenen Mutationen letztendlich auf molekularer Ebene auswirken. Diese Ergebnisse stammen bis jetzt jedoch nur aus *In-vitro*-Laboruntersuchungen (nicht im lebenden Modell) und müssen sich im Tiermodell noch bestätigen. Schon jetzt aber untersuchen Forschergruppen, ob möglicherweise vermehrt Abbauprodukte des Fibrillin-1 im Blutplasma oder auch im Urin von Patienten zu finden sind. Bestätigt sich diese Hypothese, könnte es in Zukunft möglich sein, einen Bluttest für das Marfan-Syndrom zu entwickeln. Ein weiteres langfristiges Ziel ist es, die für einen Fibrillin-1-Abbau verantwortlichen Proteasen im Gewebe zu identifizieren. Wenn dies gelingt, rückt möglicherweise die Entwicklung spezifischer Inhibitoren, die den Fibrillin-1-Abbau im Gewebe eindämmen oder verhindern, für den präventiven und therapeutischen Einsatz in greifbare Nähe.

▍ Therapiemöglichkeiten

Aufgrund verbesserter Therapiemöglichkeiten, vor allem der prophylaktischen Behandlung mit Betablockern und der chirurgischen Reparatur der Aortenwurzel, reicht die Lebenserwartung betroffener Personen an diejenige der Allgemeinbevölkerung heran, was vor wenigen Jahrzehnten noch nicht der Fall war. Die verbesserten Behandlungsmodalitäten können natürlich erst nach korrekter Diagnosestellung erfolgreich eingesetzt werden. Dies bedeutet, dass eine der wichtigsten Aufgaben für die klinische Forschung der nächsten

Jahre die Entwicklung verbesserter diagnostischer Methoden ist. Neben den etablierten Methoden wie Echokardiographie (Ultraschalluntersuchung), Spaltlampenuntersuchung der Linsen und einer eingehenden klinischen Untersuchung stehen mehrere andere Methoden wie z. B. die Magnetresonanztomographie (MRT, Kernspintomographie) zur Untersuchung einer möglichen Duraektasie (Erweiterung der Rückenmarkhäute in den unteren Abschnitten des Rückenmarkkanals) zur Verfügung. Solche Untersuchungsmethoden müssen jedoch noch in der Klinik verlässlich etabliert werden. Verschiedene Forschungsprojekte befassen sich mit der Frage, ob durch eine Untersuchung des unteren Rückenmarkkanals durch MRT die Diagnose eines Marfan-Syndroms in denjenigen Fällen bestätigt werden kann, in denen die Diagnose mit anderen Methoden nicht eindeutig geklärt werden kann. Andere Forschungsprojekte befassen sich damit, die Aussage- und Interpretationsmöglichkeiten von „traditionellen" Methoden zu erweitern. Zum Beispiel ist es heute möglich, mit Echokardiographie nicht nur die Herzkammern und die Aorta zu vermessen sowie die Dichtigkeit der Herzklappen zu prüfen, sondern auch weitere Eigenschaften wie die Elastizität der Aorta einzuschätzen. Das Ziel für die kommenden Jahre ist die Entwicklung und Etablierung neuer diagnostischer Verfahren, die eine sichere und frühzeitige Unterscheidung zwischen Personen *mit* und *ohne* Marfan-Syndrom erlauben.

Ein weiterer sehr wichtiger Zweig der klinischen Forschung besteht darin, den Erfolg unterschiedlicher Therapiemethoden zu vergleichen und Empfehlungen oder Richtlinien für die Behandlung zu entwickeln. Solche Empfehlungen sowie auf Einzelfällen basierende Fallberichte sind von nicht zu unterschätzender Bedeutung für Ärzte, die Personen mit Marfan-Syndrom oder anderen seltenen Störungen behandeln. In diesem Hinblick wird es angesichts der deutlich verbesserten Lebenserwartung behandelter Marfan-Patienten zunehmend wichtig sein, das klinische Spektrum des Marfan-Syndroms im Alter zu untersuchen und ggf. neue therapeutische Konzepte für solche Patienten zu entwickeln. Zum Beispiel ist es noch unbekannt, warum die typischen Gelenkbeschwerden älterer Menschen bei Personen mit Marfan-Syndrom verstärkt sind und wie dem möglicherweise therapeutisch begegnet werden kann.

▌ Fazit

Es ist bemerkenswert, wie viel mehr wir heute wissen als noch vor 10 Jahren. Es ist faszinierend und erfreulich, zumindest kleine Teile eines sehr komplexen Puzzles nun besser zu verstehen. Die Herausforderung der nächsten Jahre besteht darin, die gewonnenen Erkenntnisse zum Wohl der betroffenen Menschen einzusetzen.

Glossar

Abdomen Bauchregion
Abduktion Außendrehung (z. B. des Vorfußes)
Acetabulum Hüftgelenkspfanne
Achsenmyopie Kurzsichtigkeit bei zu langer Augenachse
adhärent anhaftend
Adoleszentenalter Lebensabschnitt zwischen der Pubertät und
dem Erwachsenenalter
aerob es ist ausreichend Sauerstoff vorhanden
Amblyopie Schwachsichtigkeit des Auges
Aneurysma Aussackung von Blutgefäßen
Anulus Klappenring, in welchem die Aortenklappe befestigt ist
Aorta Hauptschlagader
Aortentortuosität „Verschlingelung" der Hauptschlagader
Apikale Blebs Blasenbildung in den Lungenspitzen
Arachnodaktylie Spinnenfingrigkeit
Arthrodesen Gelenkversteifungen
Arthrose Gelenkerkrankung
Astigmatismus Stabsichtigkeit
asymptomatisch ohne Krankheitserscheinungen, ohne Symptome

Bifurkation Gabelung der Bauchschlagader in die Beinarterien
Biogenese biologische Entwicklung
Biometrie Achsenlängenmessung des Auges mit Ultraschall oder
einem Laserverfahren
Brechungsmyopie Kurzsichtigkeit aufgrund zu hoher Brechkraft
von Hornhaut und/oder Linse
Buckelchirurgie Chirurgisches Verfahren zur Behandlung von
Netzhautablösung (siehe auch Cerclage)

Caput femoris Hüftkopf

cbEGF Kalzium bindender Teilbereich in Fibrillinen

Cerclage Gürtel aus Silikongummi, der das Auge nach einer Netzhautablösung umschnürt (s. auch Buckelchirurgie)

Clavusbildung Ausbildung von Hühneraugen

Cornea plana Abflachung der Hornhaut

Dilatation Erweiterung

Dissektion Längsspaltung der Aortenwand

DNA Desoxyribonukleinsäure, Speichermoleküle der Erbinformation

Dolichostenomelie Langschmalgliedrigkeit

Dolichozephalie schmaler Schädel

dominant sich durchsetzend

Dura Kurzform für Dura mater. Hüllhaut des Zentralnervensystems

Echokardiographie Ultraschalluntersuchung

Ectopia lentis Linsenschlottern

EGF epidermaler Wachstumsfaktor

Emphysemblasen blasenartige Ausstülpungen der Lunge

Endokarditis Entzündung der Herzinnenhaut

endoprothetischer Gelenkersatz künstliches Hüftgelenk

Enophthalmus eingefallene Augen

Entry Eingang zum falschen Flusskanal einer Aortendissektion

Enzym Protein, welches chemische Vorgänge beschleunigt

Epiphyseodese operativer Verschluss der Wachstumsfugen zur Bremsung des Längenwachstums

Evaluierung Bewertung, Beurteilung

Exon Untereinheit eines Genes, enthält die Information zur Proteinbildung

Extraktion des Zahnes Zahnziehen

Extrazelluläre Matrix (EZM) Die EZM bildet sich aus Molekülen, die von den Zellen in den Raum zwischen den Zellen oder um sie herum sezerniert werden. Ursprünglich verstand man die EZM hauptsächlich als „Gerüst" oder „Leim" für die in sie eingebetteten Zellen. In jüngerer Zeit hat man entdeckt, dass die EZM und die Zellen sich gegenseitig beeinflussen können

Faszie aus elastischen und Bindegewebsfasern bestehende Hülle von Muskeln oder Organen
Fibrillin Bindegewebsprotein
Fissur Spalt, Einschnitt
Fluoridierung Zusatz von Fluorpräparaten zur Zahnschmelzhärtung

geistige Retardierung Verzögerung oder Verlangsamung der geistigen Entwicklung
grauer Star Eintrübung der Linse

Habitus Gesamterscheinungsbild
Hämatom Bluterguss
Haptiken Haltebeinchen der Kunstlinse, die die Linse hinter der Pupille in der Mitte halten
Hernien Eingeweidebrüche
Homozystinurie Stoffwechselkrankheit
Hyperkyphose Buckelbildung
Hyperlordose Hohlrückenbildung
Hypermobilität Überbeweglichkeit
Hypertelorismus weiter Augenabstand
Hypothermie Senkung der Körpertemperatur

idiopathisch von unklarer Ursache
Inhibitoren Hemmstoffe
Insuffizienz Schwäche, ungenügende Leistung eines Organs
Intervention medizinischer Eingriff
intrafamiliäre Variabilität unterschiedliche klinische Ausprägungen innerhalb einer Familie
intramural innerhalb der Wand eines Hohlorgans
intraoperativ während einer Operation
Intron Untereinheit eines Genes ohne Information zur Proteinbildung
Inzision Einschnitt, Durchtrennung körpereigenen Gewebes
Iris Regenbogenhaut des Auges
Iris-Capture Iriseinklemmung
isokinetische Belastung dynamische Belastung
isometrische Belastung statische Belastung

Karyogramm Chromosomendarstellung
Katarakt Eintrübung der Linse
Kolobom nicht vollständige Anlage der Augenlinse
konservative Therapie ohne Operation
konvex nach außen gewölbt
Koronararterien arterielle Kranzgefäße des Herzens
Kryoextraktion Entfernung der gesamte Linse mit ihrer Kapsel
mittels Kältesonde aus dem Auge

Laparatomie Zugang durch die Bauchdecke
Laserkoagulation Verschweißung mittels eines Laserstrahls
Laxität Bandschwäche
Linsenkernsklerose Linsenverhärtung
Linsenkolobom Randeinkerbung der Augenlinse
Lokalanästhesie örtliche Betäubung
lumbal Lendenregion betreffend
Lumbosakrale Duralektasie Vorfall der Dura im Bereich von
Kreuzbein und Steißbein
Lumen (wahres/falsches) Flusskanal
Luxation Verschiebung der Linse aus ihrer funktionsgerechten
Stellung

Malarhypoplasie abgeflachte Wangenknochen
mandibuläre Retrognathie Unterkieferrücklage
marfanoider Habitus marfantypisches Erscheinungsbild
Metatarsale I Mittelfußknochen an der Großzehenseite
Missense-Mutation eine Mutation, die zum Einbau einer „falschen"
Aminosäure an einer einzigen Position eines Proteins führt
Mitralinsuffizienz Blutrückfluss durch undichte Mitralklappe
Mitralklappenprolaps Mitralklappe, die sich in den linken Vorhof
vorwölbt
Morphologie Lehre von der Körper- und Organform und der
Körperstruktur
Mouches volantes Glaskörpertrübungen (französisch: fliegende
Mücken)
mRNA Messenger- oder Boten-Ribonukleinsäure
Musculus ciliaris Ziliarmuskel, steuert die Brechkraft der Linse
Musculus quadriceps Kniestreckermuskulatur

Muskeltonus Muskelanspannung
Mutation Veränderung eines Gens, die zu einem abweichenden, vererbbaren Merkmal führt
Myopia Kurzsichtigkeit

Nukleotid Grundbaustein des genetischen Codes

Olisthesis Wirbelgleiten
Orthese Unterschenkelschiene

Patella Kniescheibe
PCR-Amplifikation s. Polymerasenkettenreaktion
Pectus carinatum Kielbrust
Pectus excavatum Trichterbrust
Perforation Durchbohrung, Lochung, Reiß-, Trennlinie
Perikardtamponade Einblutung in den Herzbeutel
Peripherie Kreisumfang, Umkreis
Peritonitis Bauchfellentzündung
Pes planovalgus Knick-Senkfüsse
Phänotyp Erscheinungsbild, das durch Genotyp und Umwelteinflüsse zustande kommt
Phakoemulsifikation Zertrümmerung und Absaugen des Linsenmaterials mittels einer Ultraschallsonde
Pneumothorax Zusammenfallen der Lunge, (Pneu = Luft, Thorax = Brustkorb)
Polymerasekettenreaktion (PCR) Methode, um die Erbsubstanz DNA zu vervielfältigen
Polypeptidkette Reihe von Aminosäurebausteinen, Grundgerüst eines Proteins
Pränataldiagnostik vorgeburtliche Diagnostik
Proliferation Zellwachstum
Proteasen Enzyme, die Proteine spalten
Proteinkodierende Gene Gene, die Informationen über den Bau von Proteinen enthalten
Protrusio acetabuli Vorwölbung der Hüftgelenkspfanne und des Hüftkopfes nach innen in das Becken
Protrusionskoxarthrose Vorwölbungsarthrose des Hüftgelenkes
Pupille zentrale Öffnung in der Iris des Auges

Refraktometer Messung der „Brillenwerte" des Auges
Rekonvaleszenz Genesung
Release Lockerung
reponieren wieder in die normale Lage zurückbringen
Retrognathie Unterkieferrücklage
Rezeptoren Empfangs- bzw. Aufnahmeeinrichtungen des Organismus für bestimmte Reize
Rezidiv Rückfall, Wiederauftreten einer Krankheit
rigide steif, fest
Rima ani Gesäßfalte
RNA Ribonukleinsäure, Botenstoff zur Übersetzung des genetischen Codes in Proteine
Ruptur Platzen, häufig in Verbindung mit Aortenruptur

Sekretion Abgabe von Substanzen durch Zellen
Sequenzierung Methode zur Entschlüsselung der Erbinformation durch Ermittlung der Basenabfolge der DNA bzw. der Aminosäurenabfolge eines Proteins
sinotubulärer Übergang Übergang der Aortenwurzel in die aszendierende Aorta
Sklera Lederhaut des Auges
Skoliose Fehlstellung der Wirbelsäule, die durch deren seitliche Verbiegung gekennzeichnet ist
Spaltlampe Untersuchungsapparatur für Augen mit spezieller Beleuchtungseinrichtung
Spondylolyse Wirbelgleiten
Sputum Auswurf, Bronchialsekret
Stenose Verengung
Sternotomie Eröffnung des Brustbeins
Sternum Brustbein
Striae atrophicae Dehnungsstreifen der Haut
Subluxation Verschiebung der Augenlinse aus dem optischen Zentrum
supraaortale Äste Schlagadern, die aus dem Aortenbogen abgehen und Kopf und Arme mit Blut versorgen

thorakal Brustregion betreffend
Thorakotomie Eröffnung des Brustkorbes zwischen den Rippen

Thorax Brustkorb
Tonometer Gerät zur Bestimmung des Augendrucks

Vertebra prominens 7. Halswirbel
Vitrektomie operative Entfernung des Glaskörpers

Wachstumsfaktoren Proteine, die verschiedene Aspekte des
Wachstums regulieren

Ziliarkörper Strahlenkörper, steuert die Brechkraft der Augenlinse
Zonulafasern Aufhängeapparat der Augenlinse
Zyanose bläuliche Verfärbung der Haut aufgrund von Sauerstoff-
mangel

Printed in the United States
By Bookmasters